LES LOIS

DE LA GÉNÉRATION

SEXUALITÉ ET CONCEPTION

LES LOIS

DE LA GÉNÉRATION

SEXUALITÉ & CONCEPTION

PAR

H. M. GOURRIER

Docteur en médecine de la Faculté de Paris,
Membre de la Société des sciences physiques, chimiques et des arts
industriels de Paris, des Sociétés scientifiques,
agricoles et littéraires des Pyrénées-Orientales et des Bouches-du-Rhône,
Membre des Jurys des concours et expositions régionales de France,
Lauréat de la prime d'honneur régionale de l'Aude,
Ex-médecin de la salubrité publique, etc.

Dans le choix des sexes, il est des
limites que ne doivent franchir ni la
volonté ni la science. (Prop. 88.)

PARIS

LIBRAIRIE J.-B. BAILLIÈRE ET FILS

19, RUE HAUTEFEUILLE, 19

1875

A M. LE DOCTEUR PHILIPPE RICORD

Ex-Président de l'Académie de Médecine,
Grand Officier de la Légion d'Honneur, etc.

A MONSIEUR JULES SIMON

Membre de l'Institut.

Hommage très-respectueux de l'auteur,

H. M. GOURRIER.

PRÉFACE

Et renovabis faciem terræ.

L'espèce humaine vaut aujourd'hui moins qu'hier, demain elle vaudra moins qu'aujourd'hui ; et bientôt, si nous n'y prenons garde, nous en arriverons aux avortons de la forme et de l'intelligence.

La réglementation de l'union conjugale est notre seule ancre de salut, c'est par elle que l'espèce humaine arrivera à reconstituer sa vigueur primitive. L'auteur poursuit la réalisation de ce progrès à travers les difficultés de plus d'un genre.

Le livre sur l'*Avenir du mariage ou l'usage et l'abus dans l'union des sexes*, et la *Réglementation de l'union conjugale* ont été ses premiers essais. Le livre actuel qui résume trente ans d'exercice et d'expérience, et qui n'est autre que la 3ᵉ partie de la *Méthode de la réglementation*, se rattache à ses publications antérieures. C'est le complément de ses travaux. Il comprend l'*embryogénésie*, les *lois de la sexualité et de la conception*, la *prédomination numérique des sexes*.

De tout temps, l'obtention volontaire des sexes avait excité l'imagination des novateurs. Ici, rien de semblable ne se produit. Inconscient du périlleux honneur d'avoir raison contre tous, et sans nier l'élévation du but, l'auteur nous prémunit lui-même contre les entraînements et les jugements précipités, et il nous montre simplement dans cette voie ce que l'on peut et ce que l'on doit faire.

Nous avons dit le but, nous dirons les moyens d'action :

1° Empêcher la conception qui risquerait de s'accomplir dans des circonstances vicieuses, défectueuses, dangereuses ou anormales;

2° Favoriser la conception normale, régulière, sans fraude, bien accentuée, bien acceptée, bien conduite;

3° Indiquer les conditions nécessaires et les plus favorables à l'obtention des sexes; rectifier les rapports conjugaux, enfin mettre de côté les passions.

C'est à chacun de ces points que répondent séparément les trois parties de la méthode de la réglementation de l'union conjugale, savoir :

1re *partie.* — Préservation de la grossesse dans les cas nécessaires.

2e *partie.* — Favorisation de la conception et de la grossesse, dans les cas difficiles mais opportuns.

3e *partie.* — Lois de la sexualité et de la conception.

« Il en est de la production de l'homme comme « de toutes les autres productions.

« A cette grande loi de la nature, il n'y a pas, « exprès pour l'homme, d'exception possible.

« Il subit la loi générale.

1.

« Mais comment! nous dit-il encore, nous règle-
« rons nos dépenses, notre temps, notre vie, notre
« table, toutes nos heures, toutes nos fonctions, et
« jusqu'à nos plaisirs, nous pourrions ajouter nos
« passions..... Et nous ferons une exception.....
« Et nous abandonnerons le sexe au hasard!....

« Nous étudierons avec soin la médecine, l'in-
« dustrie, l'agriculture, nous ferons avec grand soin
« la part de nos affaires et de nos intérêts, et nous
« laisserons de côté l'intérêt sexuel. Et nous négli-
« gerons l'hygiène et l'étude d'une des fonctions les
« plus précieuses et les plus essentielles de nous-
« mêmes! Et personne ne nous mettra au courant
« de ces choses, sous le prétexte qu'elles sont diffi-
« ciles à dire...

« Permettez-nous de penser que cela est tout sim-
« plement absurde. »

Examiné à tous les points de vue, le règlement
de l'intérêt sexuel s'impose à nous comme une nécessité impérieuse.

La conduite en cette œuvre n'est pas, sans doute, aussi facile qu'elle le paraît, au premier abord ; car, lorsqu'on s'attaque à des corps organisés et vivants, il est des bornes que ne doivent franchir ni l'esprit ni la science. C'est ce que le Dr Gourrier nous force à discerner.

Par sa publication, nous croyons donc répondre à un besoin réel et général. Ce livre s'adresse à tous, parce qu'il est utile à tous. Et c'est à cause de cela que l'auteur en a banni les expressions trop classiques, et cherché, malgré la diffusion de la science, à maintenir son style à une portée moyenne.

Nous espérons que la presse médicale, qui suit avec sollicitude tous les progrès, ne se montrera pas choquée de la simplicité de son langage.

LES

LOIS DE LA GÉNÉRATION

SEXUALITÉ ET CONCEPTION

CHAPITRE PREMIER

HISTORIQUE

Opinions des auteurs anciens.

Avant d'exposer notre manière de voir sur cet objet si délicat, nous éprouvons le désir de remonter, par la pensée et un examen rapide, à des traditions antérieures, et d'énoncer, d'une façon succincte et synthétique, les opinions les plus saillantes des auteurs, sur un sujet qui a préoccupé de tout temps les hauts esprits, les hommes de pensée et d'autorité, les guides de l'espèce humaine.

Parmi ceux-ci, Hippocrate [1] et Avicenne après lui, parlant en hommes convaincus, nous ont laissé des descriptions qui témoignent de l'état peu avancé de la science à leur époque.

Cependant, Avicenne a décrit d'une manière à peu près exacte, quoique exagérée, les aptitudes de la femme à la production du sexe masculin. C'est la partie la plus remarquable et la plus vive de son travail. Elle renferme, il est vrai, des exagérations, des inutilités, mais le fonds en est exact, et Avicenne se trouve, par hasard, dans le vrai en ce qui concerne la femme.

Il cesse de l'être aussitôt qu'il parle de l'homme, parce que son point de départ est inexact ou faux, et il fait, à plaisir, un tableau forcé de la puissance procréative de l'homme, *prédestiné*, selon lui, à la procréation des mâles.

Michel Procope [2] n'est pas plus heureux dans ses hypothèses, qui reposent sur la différence de la qua-

---

1. Hippocrate, *Œuvres complètes*, édition Littré. Paris, 1839-1861.

2. Procope Couteaux, *l'Art de faire des garçons*. Montpellier, 1770.

lité de la semence, selon qu'elle provient du côté droit ou du côté gauche des organes de l'homme.

Hufeland [1] en a fait justice par ses expériences zootechniques desquelles on n'a pas tiré toujours les conclusions les plus justes et les plus conformes à la vérité.

Henke [2], Millot [3], en reportant à la femme les suppositions de Procope, relativement à la formation du sexe par les ovaires droit ou gauche, ont également vu leurs affirmations détruites par les travaux anatomiques.

L'illustre de Graaf [4], lui-même, qui a fait faire à la science un si grand pas, par ses dissections, s'est également trompé dans les conséquences et les applications.

Plus tard, l'examen des auteurs s'est porté sur la liqueur séminale et les animalcules spermatiques.

1. Hufeland, *l'Art de prolonger la vie ou la macrobiotique.* Nouv. édit. franç. par J. Pellagot. Paris, 1871, p. 398.

2. Henke, *Ueber die Entwickelungskrankhtn.* Nurnberg, 1814.

3. Millot, *l'Art de procréer les sexes à volonté.* 3ᵉ édition. Paris, 1802.

4. Graaf, *Opera omnia : De virorum et mulierum organis generationi inservientibus.* Amstelodami, 1678.

Harvey [1] pensait que la liqueur séminale de la femme était secrétée dans l'utérus, où elle se transformait en œuf, au contact du sperme.

Buffon, qui ne veut rien tenir que de lui-même, prétend que les ovaires ne sont que les testicules de la femme, qu'ils contiennent une liqueur spermatique analogue à celle de l'homme.

Que les sexes dépendent de la plus ou moins grande quantité de liqueur versée par l'un ou l'autre des époux dans l'acte copulateur.

Ce ne serait que reculer la difficulté.

Cet illustre savant, qui admet la génération spontanée pour les infiniment petits (par rapport à nous) et qui nie, pour eux, l'existence des œufs, aurait préféré faire rétrograder la science, *modestement*, plutôt que de renoncer à sa théorie des animalcules organiques, par laquelle il prétend expliquer tous les phénomènes de la nature.

Jac. Fr. Ackermann [2] soutint qu'au début, l'em-

----

1. Harvey, *Exercitationes de generatione animalium.* Hagæ Com., 1680.

2. Ackermann, *Ueber die korperliche Verschiedenheit des Mannes vom Weibe.* Frankfurt, 1788.

bryon n'est ni mâle, ni femelle, et il attribue la formation du sexe au milieu dans lequel il se développe.

Knox et Weber ont prétendu que l'embryon, dans le principe, était hermaphrodite.

Aristote, saint Thomas d'Aquin [1], Tiedemann, pensaient que tous les êtres étaient primitivement des femelles, c'est-à-dire des mâles inachevés.

Opinions des auteurs modernes.

Toutes ces théories ont fait leur temps.

Aujourd'hui, les doctrines les plus avancées reposent sur des études et des travaux sérieux, bien qu'elles ne donnent pas encore le dernier mot de la science.

1. Voici le passage de saint Thomas :
Femina, per respectum ad naturam particularem est aliquid deficiens, et occasionatum quia virtus activa quæ est in semine maris, intendit producere simile perfectum masculinum sexum. Sed quod femina generatur, hoc est propter virtutis activæ debilitatem, vel propter aliquam materiæ indispositionem, vel etiam propter aliquam transmutationem ab intrinseco, etc.

La généralité admet, avec MM. F. A. Pouchet[1], Ch. Robin [2], Coste et beaucoup d'autres, que la femme pond tous les mois des œufs, pendant la période menstruelle, mais que cette ponte est indépendante des rapports sexuels. Qu'elle se produit, chez les animaux, à des époques périodiques, coïncidant avec l'écoulement sanguin, à partir de la puberté, jusqu'à l'époque critique. Qu'avant la puberté, les œufs existent dans les ovaires à l'état latent. Qu'en traversant les organes sexuels et pendant son évolution, l'œuf éprouve des modifications, c'est-à-dire un degré de maturité de plus en plus avancé. Que la femme ne peut être fécondée que quand l'œuf n'a pas dépassé un certain degré de maturité, au moment où il est mis en contact avec les animalcules spermatiques.

Et la production des sexes serait liée, d'après certains auteurs, notamment Warner, Schirac, Huber, au degré de maturité de l'œuf au moment où la liqueur le rencontre.

1. F. A. Pouchet, *Théorie positive de l'ovulation spontanée.* Paris, 1847.

2. Ch. Robin, *Dict. de médecine*, 13ᵉ édition. Paris, 1873. Art. GÉNÉRATION et OVULATION.

Rien ne serait plus simple.

Ces auteurs, s'appuyant des expériences faites sur les abeilles, soutiennent que l'œuf sorti de l'ovaire n'est ni mâle, ni femelle ; que le milieu dans lequel il se développe est absolument sans influence sur la formation du sexe ; que l'identité des deux sexes, pendant les premiers temps de la vie embryonnaire, constatée par de nombreuses observations, et notamment par Autenrieth, Tiedemann, Ackermann, Meckel, Serres [1] et autres, n'existe pas en réalité ; qu'elle n'est qu'apparente, et que l'embryon porte avec lui, à son état de simple tache embryonnaire, le sexe qu'il doit revêtir un jour, et cela, aussitôt qu'il est sorti de l'ovaire.

Que le sexe de l'embryon dépend seulement du degré de maturité que possède l'œuf au moment où il rencontre les spermatozoïdes. Qu'un œuf imparfaitement mûr donne naissance à une femelle, tandis qu'un œuf parvenu à son parfait développement ou à son entière maturité donne un mâle.

Ici, l'erreur et la vérité se coudoient. Mais s'il

1. Serres, *Anatomie comparée transcendante, principes d'embryogénie, de zoogénie et de tératologie.* Paris, 1859.

existe des vues étroites, c'est assurément en cette dernière manière de voir, qui rapporterait au hasard des rapprochements la solution d'un des plus grands, d'un des plus magnifiques problèmes de l'humanité.

Cependant, depuis longtemps, des expériences ont été faites dans le but de vérifier la réalité des assertions ci-dessus.

MM. Thury de Genève [1], Cornaz et nous-même, ainsi que d'autres ont fait, sur les Bovines, M. Coste sur les Gallinacés, des expériences qui ont eu des chances diverses. Elles tendraient à prouver effectivement que le sexe obtenu pendant la première période de l'écoulement sanguin est plutôt femelle, tandis qu'à la fin de la période, c'est-à-dire à la fin de la chaleur, le sexe est plutôt mâle.

Ces savants en ont conclu que le degré de maturité de l'œuf était la seule cause du sexe. Qu'au début, l'œuf n'étant pas assez mûr et n'étant qu'imparfait, il ne pouvait donner naissance qu'à des femelles, tandis que plus tard, lorsqu'il avait acquis toute sa perfection, il donnait alors naissance à des mâles.

1. Thury, *Mém. sur la production des sexes chez les animaux et l'homme.* Paris et Genève, 1864.

Nous avons répété nous-même ces expériences, et nous avons obtenu en effet les mêmes résultats.

Nous avons remarqué, en outre, que la conception était d'autant plus assurée que le rapprochement sexuel s'effectuait plus près de la fin de la chaleur, abstraction faite de l'obtention du sexe. Et que l'échec était certain, c'est-à-dire que la fécondation n'avait pas lieu, lorsque les rapports sexuels s'opéraient après la fin de la chaleur [1].

Mais nous sommes bien loin, comme on le verra plus tard, d'arriver aux mêmes conclusions que nos prédécesseurs, de formuler la même loi, d'énoncer la même méthode de génération et de sexualité.

Cette différence, si ce n'est absolument dans les résultats, du moins dans les appréciations, dans les remarques, dans les déductions et les conséquences pratiques, tient à ce que nous partons d'un point de départ et de principes très-différents.

Elle tient encore à la manière de procéder et d'opérer.

1. Il y a plus de vingt ans que ces expériences se continuent. Du reste, dans le pays, cette opinion est généralement accréditée aujourd'hui. Peu s'en faut qu'elle ne soit passée en proverbe dans les vacheries.

Nous ne voulons cependant pas nier qu'il n'y ait, dans la théorie sus-énoncée, quelque chose qui approche un peu du but : et, en cela même, notre amour de la vérité nous pousse à faire une grande concession, sur laquelle nous aurons prochainement à nous expliquer d'une manière catégorique.

Continuons donc.

Les instructions pratiques de M. Thury, pour obtenir, à volonté, des animaux de l'un ou de l'autre sexe dans les espèces animales, sont consignées en six propositions.

Dès la quatrième, il est facile déjà d'y constater une grande hésitation.

Nous citons :   « 4° Lorsque plusieurs œufs « se détachent successivement de l'ovaire, pendant « la durée d'une même période génératrice (ani- « maux multipares et ovipares en général), les pre- « miers œufs sont, en général, moins développés, et « donnent des femelles ; les derniers sont plus mûrs « et donnent des mâles (abeilles, coqs). Mais s'il « arrive qu'une seconde période génératrice succède « à la première, ou si les circonstances extérieures « ou organiques changent considérablement, les der-

« niers œufs peuvent ne pas atteindre au degré su-
« périeur de maturité et donner de nouveau des
« femelles.

6° « Il est évident qu'on ne peut atteindre à aucun
« résultat certain lorsque les signes de chaleur (chez
« les grands mammifères) sont vagues ou équivoques ;
« cela n'arrive que chez les animaux libres ; mais
« les animaux à l'engrais ou renfermés dans l'écurie
« offrent quelquefois cette particularité anormale. »

Malgré la mauvaise diction, on comprend à peu
près ce que l'auteur veut dire ou enseigner.

Existe-t-il rien de plus vague ?

Cependant, M. Coste a voulu vérifier les asser-
tion de M. Thury, et dans ce but, il a fait des expériences sur les Gallinacés. Il a échoué, mais il n'a osé,
en conscience, se prononcer dans aucun cas, et il a
eu raison ; plus raison qu'il ne le croyait, peut-être ?

Ses expériences lui ont cependant servi à affirmer
que, pendant le trajet de l'œuf dans l'oviducte, vul-
gairement la *tripe de l'œuf*, il y avait finalement un
instant où l'œuf perdait la faculté de recevoir l'imprégnation du mâle et demeurait stérile.

Cette observation, excellente ici, excellente en

général, et qui a beaucoup de rapport avec celles que nous avons faites nous-même, chez les mammifères, aurait beaucoup moins de valeur, s'il était vrai qu'une seule imprégnation puisse suffire à la fécondation de plusieurs œufs de sexes différents.

Quoi qu'il en soit, le docteur Warner, fort des expériences de MM. Cornaz et Thury, se retranche dans cet argument : que, pour être concluantes, les expériences de M. Coste auraient dû porter sur des animaux de même nature, et que, sans cette circonstance, on ne peut être apte à les juger utilement.

Mais, si l'on ne peut conclure des Bovines aux Gallinacés, ou réciproquement, à plus forte raison ne le pourrait-on pas des Abeilles aux Mammifères?

Le docteur Warner ne semble pas s'apercevoir de cette pétition de principes, et il conclut des Abeilles et des Bovines à l'espèce humaine [1].

Le sexe dépendrait donc uniquement, d'après lui, du degré de maturité de l'œuf au moment de son

1. On peut toujours conclure, en tout état de causes, et dans tous les règnes, mais il faut conclure équitablement. M. Coste a été extrêmement prudent dans ses conclusions.

imprégnation par le mâle; et l'œuf humain donnerait naissance à un être féminin lorsqu'il aurait été fécondé dans les débuts de la période menstruelle, attendu que la femme résulterait d'un œuf imparfait; et l'œuf humain donnerait naissance à un mâle, lorsque l'imprégnation par la liqueur séminale lui aurait été communiquée à la fin de la période, attendu que le sexe masculin dériverait d'un œuf humain fécondé lorsqu'il est parvenu à son état de maturité et de perfection [1].

L'auteur, après avoir ainsi fait abstraction d'une partie de son savoir et de son jugement, avoue pourtant que sa règle sur la procréation volontaire des sexes comporte des exceptions apparentes.

Il s'est aperçu, dit-il, en recherchant leurs causes, que plusieurs influences, et notamment l'*état physique des parents* au moment des rapports sexuels, modifiaient la loi énoncée. Et c'est, dit-il, à ces modifications que plusieurs auteurs ont attribué la cause de la production des sexes, confondant ainsi l'accessoire

---

[1]. « La femme, moins parfaite que l'homme, dans sa nature physique et morale, dérive donc d'un œuf incomplètement mûr. » (D' Warner.)

avec le principal. Et l'étude des causes de ces modifications l'amène à cette conclusion : que la différence dans la théorie n'est qu'apparente et qu'elle est la confirmation de ses principes.

Cette conclusion, qu'il était impossible de prévoir, nous semble bien près de l'abandon ou de la négation du principe lui-même ; on le verra plus tard, en suivant cette voie.

D'après M. Boudin [1], le sexe est influencé par l'âge des parents, par leur état physique, par les saisons et les climats.

D'après lui, les hommes âgés ont plus de garçons que de filles ; le sexe féminin prédomine lorsque la mère est plus âgée que le père ; les deux sexes tendent à équilibrer leurs productions quand les parents sont de même âge.

Et les maris étant, en France, généralement plus âgés que les femmes, on a voulu en conclure avec MM. Boudin et Hofacker [2] que l'influence de l'âge

---

1. Boudin, *De l'influence de l'âge relatif des parents sur le sexe des enfants (Gaz. méd. de Paris*, 1863, et *Comptes-rendus de l'Acad. des sciences*, 23 fév. 1863).

2. Hofacker, *Ueber die eigenschaften welche sich bei men-*

sur le sexe était démontrée par ce seul fait, qu'en France, il naît plus de garçons que de filles.

Cette observation ne manque pas d'une certaine vérité, comme on le verra par la suite ; mais, à elle seule, elle est insuffisante à la solution du problème.

Les calculs du Dr. P. Lucas [1] relatifs à l'influence de l'âge sur la fécondité, lorsqu'ils ne portent pas sur la détermination du sexe, mais simplement sur l'énergie plus ou moins grande des deux sexes dans les différents âges, sont d'une exactitude rigoureuse, dans toutes les espèces animales.

En Angleterre et en Allemagne, Sadler et Hofacker ont conclu du dépouillement des registres de l'état civil que l'âge des parents influait sur la détermination des sexes.

Faites de cette manière, quelle peut être la portée de ces relevés statistiques, si ce n'est de jeter du trouble et de l'incertitude dans l'esprit, les études et les idées des auteurs indécis, et il en existe.

schen und thieren auf die Nachkommen vererben. Tubingue, 1828.

1. Lucas, *Traité physiologique et philosophique de l'hérédité naturelle.* Paris, 1847-1850.

Les relevés statistiques, sans être d'un grand secours, ne sont cependant pas dépourvus d'utilité,
mais ils ne sauraient servir de base à un système
quelconque, et ne peuvent être invoqués que par-
tiellement.

On sait, du reste, la valeur des chiffres, et avec
quel art il est possible de les grouper en faveur d'une
opinion qu'on veut favoriser. Ils ne sauraient prouver tout ce que leurs auteurs ont prétendu tirer
d'eux.

Jusqu'ici, les statistiques ne prouvent sérieusement
qu'un fait : c'est la prédomination constante du
sexe masculin, en tout temps, en tous lieux ; c'est
quelque chose.

Les moyens indiqués par Girou de Buzareingues [1],
académicien et agronome distingué, pour l'obtention des sexes à volonté, n'ont pas plus de fondement.
Ses expériences ont été faites sur les troupeaux.

D'après lui, le mâle et la femelle transmettent
d'autant plus certainement leur sexe, que le mâle
est plus mâle, la femelle plus femelle. En un mot

1. Girou de Buzareingues, *De la génération*. Paris, 1828.

que la sexualité pénètre plus avant dans la vie ou l'essence du sujet.

Le Dr Lucas, tout en la combattant, émet une théorie erronée, mais qui ressemble beaucoup à la sienne.

D'après cet auteur, la sexualité qui a le moins de puissance, cède à l'autre la propagation et les attributs médiats ou immédiats de leur obtention.

Cet auteur, qui n'est pas le seul à faire de la science avec son imagination, serait dans le vrai, s'il n'avait entendu parler que du type; ou s'il avait soutenu simplement que le type le plus accentué ou le plus constant était choisi comme représentant des parents. Mais, partout et toujours, les auteurs ont confondu le sexe et le type.

Nous reviendrons sur cet objet fort essentiel, et afin de ne rien négliger, nous parlerons aussi de la ressemblance (prop. 28, chapitre III).

Girou serait-il mieux dans le vrai lorsqu'il pose cet axiome :

« Que la modération dans l'union sexuelle est « une des conditions les plus essentielles pour que « chacun des sexes garde son caractère ? »

2.

Le sexe, évidemment, ne peut dépendre de l'action modérée ou non des rapports sexuels, et cette modération, bonne en elle-même, n'est utile qu'à la conservation de la santé de ceux qui s'y réfèrent.

Elle n'a donc, sur le sexe, qu'une influence tout à fait indirecte. Mais on ne saurait dénier l'influence partielle de cet élément, puisque la santé des parents fait partie des conditions de la production et de la fixation des sexes.

Nous verrons de quelle manière elle se produit.

Aucune expérience, dans l'espèce humaine, n'a été tentée, que nous sachions, chez les mêmes individus, en vue de la solution de ce grave problème. Les expériences de ce genre, inutiles du reste, seraient tellement difficiles, les éléments desquels elles se composent, et dont on serait obligé de tenir compte sont tellement compliqués, que les conclusions qu'on pourrait tirer d'un semblable travail seraient nécessairement entachés d'inexactitude.

Le mieux est donc d'observer, à cet égard, ce qui se produit naturellement, et d'en tirer des inductions. Chacun pourra ainsi, de lui-même, et selon sa sphère, être plus ou moins fixé, en tirant de son propre fonds et sans avoir recours aux lumières d'autrui [1].

* *

Nous avons passé en revue les opinions les plus saillantes des auteurs sur l'histoire des sexes, et, presque partout, cet historique ne nous a fourni que des erreurs et des incertitudes.

Cependant, tous les auteurs que nous avons cités, tous ceux que nous citerons encore sont de bonne

[1]. M. le Rapporteur de la commission de l'Académie de médecine, nommée pour faire un rapport sur ce mémoire (novembe 1872), a répondu qu'il « n'était pas de ceux dont on « pouvait faire un rapport. Qu'on ne saurait, en pareille ma- « tière, se prononcer sans avoir été témoin d'expériences sur « la loi très-importante que nous formulons, et qui explique « le maintien de l'égalité des deux sexes malgré les influences « perturbatrices. Qu'il n'appartient à personne de nous con- « tredire ni de nous approuver sans preuves. Que tout est « au mieux, puisque nous continuons à nous occuper de ce « sujet auquel nous pouvons donner tous les développements « qu'il comporte. »
Nous respectons cette opinion, et nous subissons cette dé- cision de la commission de l'Académie, comme étant souve- raine. Toutefois, nous ne saurions la partager, et nous nous rangeons à l'avis d'un de ses membres les plus éminents, en soumettant l'œuvre au jugement de tous, et en la livrant avec confiance à la publicité.

foi (ceux surtout qui ne concluent pas). Ils font des efforts pour arriver, ils recherchent avec ardeur la vérité, mais ils gravitent autour du but ; ils se passionnent pour des théories hasardées et qui plaisent à leurs imaginations infatigables.

L'examen et la discussion de toutes ces théories exigeraient des volumes. Nous les leur consacrerions volontiers, si le débat pouvait servir à éclairer la position, ou s'il pouvait faire faire un pas à la science. Mais elles sont tellement en opposition avec notre manière de voir, que nous craindrions qu'il n'y eût, pour le lecteur, aucune utilité à un semblable travail.

La cause des sexes a été recherchée un peu partout, et principalement où elle n'existe pas ; dans les vents, dans les saisons, dans les régions, et jusque dans les phases de la lune. Il est vrai que ces causes n'ont été mises en avant qu'en qualité d'influences générales.

Ainsi, d'après Virey [1], l'été serait favorable à la génération des mâles, l'hiver à celle des femelles.

---

1. Virey, *Philosophie de l'histoire naturelle ou des phénomènes de l'organisation des animaux et des végétaux.* Paris, 1835.

Bailly pensait absolument le contraire et soutenait la thèse opposée.

Riecke soutient que les mois les plus favorables aux créations mâles sont les mois de mai, octobre, novembre et décembre.

Fourier a démontré le peu de valeur de ces assertions, et Warner se range à son opinion, sans cependant se montrer aussi affirmatif.

Les anciens attribuaient aux vents une certaine influence. Ils prétendaient que les vents et les chaleurs des régions méridionales énervaient les facultés vitales, et rendaient les mâles incapables de reproduire leur sexe aussi fréquemment que dans le nord.

Cette double erreur que nous avons signalée, en partie, dans le cours de ce travail, a été ressassée par une foule d'auteurs : par Pline, Columelle, Elien ; qui la tenaient eux-mêmes des écrits d'Aristote, qui lui-même la tenait des traditions les plus en vogue chez les Grecs.

Venette, Virey, Demangeon [1] s'y sont également référés, d'après les dires du Dr Lucas.

1. Demangeon, *Anthropogénèse ou génération de l'homme*. Paris, 1829.

*
* *

Sans nous arrêter à ces diverses opinions dont la discussion nous entraînerait trop loin, et qui méritent d'ailleurs peu d'attention, nous allons reprendre l'examen et la narration de l'union conjugale et de la conception, afin d'arriver à la connaissance des lois qui régissent la création des êtres animés et inanimés. Nous aurons parfois recours à quelques-unes de nos propositions éparses dans nos ouvrages qui ont rapport à la conception et à la non-conception [1].

Nous les tirerons, du reste, un peu de partout, en complétant et en élucidant celles qui nous paraîtront avoir besoin d'être éclairées.

En cette chose, ne considérons que la fin.

---

1. Gourrier, *Réglementation de l'union conjugale*, 1re et 2e parties. Fraissé-Cabardès (Aude), 1872.

CHAPITRE DEUXIÈME

LES LOIS DE LA SEXUALITÉ ET DE LA CONCEPTION

Donnons d'abord quelques définitions.

1.

Qu'est-ce qu'une loi naturelle?

C'est un principe fixe, invariable, immuable, qui rend compte de tous les phénomènes naturels, et ne comporte pas d'exceptions.

2.

Il n'y a qu'une seule loi naturelle. Il ne saurait y en avoir plusieurs, car ce qui est vrai pour un cas, est également vrai pour tous.

Cette loi est donc universelle.

3.

La loi universelle, c'est l'harmonie, c'est-à-dire le concert de toutes les parties de la nature concourant à la même fin.

4·

L'harmonie universelle ne peut exister que par l'équilibre.

5.

La nature ne veut que l'équilibre en tout, et pour y arriver et s'y maintenir, elle obéit sans cesse aux nécessités sous lesquelles elle se trouve placée, soit en état de santé, soit en état de maladie.

6.

C'est la nécessité la plus impérieuse qui est la plus suivie, c'est sur elle que s'arrête son choix.

7·

La nature poursuit invariablement les deux buts suivants :

1° La conservation du sujet.

2° La propagation du genre.

8.

Ces deux buts constituent deux grandes puissances. Ce sont nos deux passions dominantes.

Elles sont désignées, la première, par le nom d'*instinct* ou de *sentiment de la conservation.*

C'est le besoin excessif de la vie, besoin qui est poussé si loin qu'il va jusqu'au désir de l'immortalité.

La deuxième, c'est le *besoin extrême de reproduction.*

Ces deux puissances se partagent la vie. Elles réagissent sans cesse l'une sur l'autre, parce qu'elles vivent, entre elles, dans un antagonisme constant.

A un certain âge, la deuxième l'emporte cependant sur la première.

9.

La propagation du genre se décompose en sexe et en type. A son temps, elle commande à tout l'organisme.

10.

C'est la mise en action des organes sexuels, en vue de maintenir l'équilibre de la production en rapport avec les ressources vitales, afin de ne pas éprouver d'interruption dans la chaîne des êtres.

C'est la pondération de ses forces productives.

11.

La nature a donc pour mission de veiller, soit à l'entretien, soit à l'augmentation numérique de ses sujets, dans la mesure de la fertilité et des ressources du globe, et de pourvoir à leur remplacement dans la mesure de leur extinction.

12.

Quels sont les sujets dont le remplacement est le plus urgent?

Quel est, au point de vue du mariage ou de l'union des sexes, celui des conjoints qui, dans l'ordre naturel, a le plus besoin d'être remplacé?

C'est le sujet le plus faible, le plus débile, c'est celui qui doit durer le moins longtemps, c'est-à-dire celui dont la vitalité est la plus affaiblie ou compromise au moment même de l'acte générateur, quel que soit son sexe.

13.

La propagation du genre s'opère donc tout naturellement par celui des conjoints qui a le plus prochain besoin de veiller à la conservation de son individu. C'est lui qui fournit les éléments nécessaires à la continuation de l'œuvre de la nature, c'est lui qui fournit le sexe.

Quant à l'autre, son tour viendra, à son heure; pour le moment rien ne presse, il a du temps devant lui.

(Selon les lois naturelles et les probabilités, selon la santé présente).

*
* *

Dans le règne végétal, la nature agit également sous l'empire de la même loi. C'est encore la conservation du sujet et la propagation du genre qui la guident. Aussi veille-t-elle au remplacement des sujets chétifs par l'exagération de leur production fruitière.

Un arbre maladif et qui va mourir est chargé de fruits outre mesure. Chacun sait que c'est dans les organes de la fructification que se trouvent les moyens naturels de la reproduction des végétaux; et qu'on peut prolonger la vie d'un végétal annuel en retranchant ses organes floraux à mesure qu'ils se reproduisent.

De même que, dans le règne animal, on peut prolonger la vie et ménager la santé par le ménagement de la liqueur prolifique.

*
* *

Voyez-vous ce chêne maladif ? Il est couvert d'une magnifique glandée !...

Et regardez ce pauvre poitrinaire, chargé de famille, malheureusement entachée de cette maladie héréditaire.

Loi implacable, qui punit les enfants des fautes de leurs pères !...

CHAPITRE TROISIÈME

L'HERMAPHRODISME. — LA SÉPARATION DU SEXE ET DU TYPE. — LA RESSEMBLANCE. — LE TRIO COPULA-TEUR.

14.

Lorsqu'il y a, au moment précis de la conception, équilibre parfait entre les forces et les moyens vitaux des époux, le sexe est déterminé par les besoins géné-raux de remplacement de la branche la moins vitale.

Dans ce cas, il y a rétrocession.

15.

C'est alors qu'on peut le plus aisément produire les sexes à volonté.

Cette puissance de réaction rétrograde a été, sinon

bien définie, du moins bien caractérisée et dénommée au sujet du type des animaux, par cette expression vulgaire de : *Coup en arrière*.

Nous pourrions lui donner le nom de : *Choc en retour*.

Il se passe là quelque chose d'analogue, et c'est un bon symptôme, en faveur des époux, de voir la nature obligée d'aller rechercher dans les générations antérieures, les symptômes de faiblesse qu'elle ne rencontre pas chez les conjoints, et les éléments nécessaires à la continuation de son œuvre.

Est-il possible de rapporter à l'équilibre des moyens vitaux, ou à l'harmonie des types, le développement anormal simultané des organes ou partie des organes réunis chez le même individu ?

Non. En aucune façon.

16.

On sait d'abord qu'il n'existe pas d'hermaphrodisme proprement dit, c'est-à-dire complet ; mais seulement des apparences, surtout à l'extérieur, à la surface. L'androgynie n'est donc pas admise, et chacun est fixé sur ce point. La cause de l'hermaphrodisme et des monstruosités se trouve dans l'arrêt ou l'exagération partielle du développement vasculaire des dispositions primitives de l'embryon[1].

17.

L'hermaphrodisme complet est impossible dans l'espèce humaine, à cause du balancement des organes et de leur symétrie. Les connexions osseuses du bassin s'y opposent. En un mot, il n'y a pas de place pour lui. Et puis, s'il existait, ce serait là un défaut, une dégénération qui, selon nous, rapprocherait les espèces animales des espèces ou des règnes dits inférieurs; tandis que la séparation distincte du sexe, chez les végétaux eux-mêmes, est une marque de leur relèvement, de leur splendeur.

1. Telle est la manière de voir de M. Isidore Geoffroy Saint-Hilaire.

M. Cl. Bernard nous explique ce que la célèbre théorie de ce savant peut avoir d'exagéré lorsqu'elle s'applique au développement embryonnaire de toute la série animale. Mais elle n'en est pas moins exacte pour les faits de l'hermaphrodisme proprement dit. Les arrêts de développement ont des exemples trop frappants et trop multipliés dans la nature pour pouvoir être révoqués en doute.

Aujourd'hui, la tendances des études et des idées est à l'hermaphrodisme primitif de l'œuf. MM. Balbiani et van Beneden admettent l'hermaphrodisme morphologique de toute individualité animale.

L'infécondité ou la stérilité de naissance, en un mot, l'état de mule s'expliquent de même : par l'arrêt de développement, par l'écart ou la destruction complète ou partielle de l'harmonie physiologique, dans l'un des organes qui concourent à la génération.

Les ouvrières des abeilles, par exemple, sont stériles, parce que leurs ovaires ont été comprimés pendant l'incubation, et qu'ils n'ont pu acquérir alors leur entier développement.

La séparation du sexe et du type.

18.

Il est donc avéré que, dans le cas d'équilibre de vitalité, il ne peut y avoir fusion des sexes, mais au contraire, fusion des charpentes ou des types.

19.

La femme cesse d'être, alors, momentanément du moins, conservatrice du type de sa race. Prérogative ordinaire, et qui lui est propre, à cause de sa mise importante, et de ses apports considérables dans la création.

Elle est de toute justice.

20.

Cette disposition relative au type se produit encore, lorsque le mâle possède un type bien accentué et qui a acquis la constance. Cette constance, pour être modifiée, déracinée, a besoin de rencontrer un type d'une constance encore mieux déterminée que la sienne.

Elle vient alors s'y choquer, s'y rompre, donnant ainsi raison à ce vieux dicton :

A constance, constance et demie.

Mais il ne faut pas perdre de vue qu'il s'agit ici du type et non du sexe, choses qu'il est important de ne pas confondre, et qui ont été pourtant si longtemps confondues.

Entre ces choses et leur action, il y a cependant une différence énorme.

21.

Le sexe et le type sont indépendants l'un de l'autre, en sorte que, par la même imprégnation, on peut emporter à la fois le type du plus fort et le sexe du plus faible.

3.

22.

C'est le type qui veille à la force du sujet. Il emprunte où il peut ; il emprunte partout. Son obtention, sa modification sont une affaire de travail, car, à la longue, on fait du type ce qu'on veut, ou à peu près.

Les animaux domestiques en témoignent assez.

En fait de types, les plus accentués, les plus forts, les plus constants sont ceux qui s'imposent.

23.

Toutefois, il est bon de noter ici que la première imprégnation est très-importante, en ce qu'elle peut influencer l'ovaire tout entier, ou seulement plusieurs œufs, de façon que les types des produits subséquents peuvent se ressentir parfois encore de l'effet d'un rapprochement antérieur.

Car toutes les imprégnations n'ont pas la même valeur.

Témoins, les types posthumes.

C'est l'application extraordinaire à l'espèce humaine, d'une faculté qui est fort ordinaire pour les espèces plus bas situées dans l'échelle animale [1].

24.

Quant au sexe, rien de semblable ne peut se produire.

La nature n'en est pas la maîtresse, parce qu'elle n'est pas la maîtresse des rapprochements, ni des circonstances dans lesquelles ils s'effectuent.

Ici, l'hygiène peut donc exercer son influence notable et certaine, et elle l'exerce en effet.

25.

Le sexe de l'embryon est forcé, absolu, parce qu'il est, au point de vue général de l'humanité ou de la création, une affaire de péréquation.

1. M. Coste explique ce fait par un arrêt d'ovulation ; Ziégler, par un arrêt de travail embryogénique ; Bischoff, par le fractionnement cellulaire dans une des phases du travail de l'évolution de l'œuf.

A ce propos, M. Cl. Bernard se demande quelle peut être la cause de ce ressouvenir organique mâle ? il la cherche dans une imprégnation insuffisante ou dans une fécondation incomplète ; enfin, dans l'état plus ou moins avancé de la maturité de l'œuf.

Et c'est, en effet, dans une maturité incomplète qu'il la trouvera.

C'est par lui que la nature veille à la propagation du genre; et qu'elle assure l'équilibre de la production et de la numération de ses sujets.

En résumé : le sexe et le type sont les péréquateurs de l'humanité.

L'un est mobile, l'autre est fixe. L'un obéit à la loi du plus fort, l'autre à la loi du plus faible; et chacun agit ainsi au plus grand profit définitif de l'harmonie générale.

Si nous avons divisé théoriquement l'action des puissances typique et sexuelle, c'est afin d'en faire saisir et d'en démontrer le mécanisme.

Cependant, dans la nature, tout résulte, la plupart du temps, de la fusion harmonique des éléments que, pour la facilité de la démonstration, nous avons représentés comme séparés.

Le sexe et le type de l'embryon peuvent assurément être fournis par le même individu, lorsque la nature y trouve son compte; ou, séparément, par l'un ou l'autre des époux, comme nous l'avons déjà dit. Cette fixation résulte d'un choix, et ce choix est bientôt fait; car il n'y a pas d'indécision dans la nature.

La nature a ses lois, elle les subit. Le sexe et le type de ses sujets sont les deux cordes qu'elle fait vibrer, et c'est par eux qu'elle obtient des variétés et des nuances infinies. Celles-ci dépendent de l'union plus ou moins intime ou favorable qui s'opère entre sujets, soit par le hasard des rapprochements, soit par la sélection, soit par l'effort des électricités, soit par le calcul des mariages ou des familles, soit enfin et surtout par l'état relatif de la santé des conjoints.

26.

Les types s'améliorent ou se dégradent selon les circonstances. Il n'en est pas de même des sexes qui restent toujours à peu près ce qu'ils sont.

27.

Dans les mariages consanguins, par exemple, les types finissent par s'altérer d'une manière affreuse. Pourquoi? parce que les électricités sexuelle ou autres y manquent d'affinité. Parce que la liqueur

spermatique ou *l'aura seminalis* ne se sent pas atti-
rée aux ovaires.

Aussi ces sortes d'unions sont-elles très-peu productives.

Chez les sujets dissemblables, au contraire, l'é-
lectricité sexuelle se développe et se marie mieux :
l'attraction y est plus forte.

Que faut-il en conclure?

Pratiquement, il faut en conclure qu'il convient
de ne pas semer toujours dans la même terre.

Il en est de même dans la très-grande majorité
des végétaux, où le croisement de la fécondation est
nécessaire [1].

La ressemblance.

28.

Quant à la ressemblance, le sexe n'a, sur elle,
aucune influence; elle est donc sous la régence du
type.

Rien n'est plus variable, rien n'est plus mobile

[1]. Sachs, Scott, Hildebrand, Sprengel, Darwin, etc.

qu'elle, et, si l'on osait, on la comparerait aux *nœvus maternus* [1].

Le trio copulateur.

Il est une classe de gens que nous avons caractérisés, désignés et présentés dans l'un de nos ouvrages [2] sous le titre de :

Trio copulateur.

Ce sont les phthisiques, les syphilitiques et les rachitiques.

Ces gens-là ont une très-grande tendance à se reproduire, et il existe bien peu, pour eux, de terres infertiles.

On en déduira, en temps et lieu, les conséquences.

A quoi sert et à quoi tient leur salacité?

« Il faut en rechercher la cause dans cette grande « loi de la génération qui pousse chaque individu à

1. Où donc votre petite a-t-elle été pêcher sa beauté?

A cette question malséante, une dame répondit simplement par ces mots : Dans les regards de sa mère....

Il existe bien des réponses qui ne valent pas cette réponse-là.

2. Gourrier, l'*Avenir du mariage.*

« pourvoir à son remplacement, lors surtout qu'il
« est atteint par un vice qui compromet gravement
« la conservation du sujet ou qui pousse à la dégé-
« nérescence de l'espèce.

« Ces besoins, ces ardeurs et cette tendance con-
« tinuelle à la reproduction, outre qu'elles fatiguent
« beaucoup, sont un mauvais signe et un symptôme
« du plus fâcheux augure pour celui qui en est
« atteint. Il n'en faut pas tirer vanité, ni envier à
« personne cette exagération de la faculté prolifique,
« car elle est généralement le triste apanage des gens
« dont les jours sont comptés.

« En effet, ce n'est pas sans motifs ou raisons
« graves que la nature, chez ces gens-là, se montre
« si pressée de se reproduire.

« L'homme âgé se préoccupe davantage de con-
« server sa santé. Après avoir pourvu, dans l'âge
« adulte, à son remplacement, dans une certaine
« mesure, cet objet devient, pour lui, fort secondaire,
« si ce n'est fort nuisible.

« C'est alors que la conservation du sujet prend
« son plus grand développement, et que l'amour
« physique cède le pas à l'amour paternel, car c'est à

« la lignée qu'est réservé tout l'avenir de la famille.

« Loi sublime, qui dégage peu à peu la pensée de
« l'homme des objets actuels et terrestres, et des pré-
« occupations secondaires de la vie matérielle, pour
« diriger ses regards vers les horizons infinis! »

CHAPITRE QUATRIÈME

PRÉDOMINATION GÉNÉRALE DU SEXE MASCULIN. — LA PROFUSION DE LA SEMENCE. — A QUOI TIENT L'ÉTAT PRÉCAIRE DE LA SANTÉ DE LA FEMME?

Les études sur la numération sexuelle nous ont amené à ce résultat :

29.

Que, dans l'état actuel, il y avait à peu près autant de femelles que de mâles, dans l'espèce humaine; soit, cependant, une différence de six pour cent en faveur du sexe masculin, dans tous les pays.

30.

Cette coïncidence de la prédomination générale du sexe masculin est extrêmement significative, quoique faible. Car, à elle seule, elle prouve que le sexe masculin est celui qui est le plus nécessaire à l'harmonie de la population du globe terrestre, et à l'exploitation de cette planète. Elle prouve qu'il est le plus facile à obtenir et à maintenir, puisqu'il se maintient malgré les guerres, puisqu'il se produit en dépit de toutes les espèces d'abus connus ou inconnus, dont nous pouvons rougir, et dont nous pourrions surtout nous repentir, abus par lesquels nous affaiblissons la femme, par lesquels nous forçons la reproduction du sexe féminin, par lesquels nous faussons conséquemment l'harmonie de la nature.

31.

Cependant, nos abus n'ont pas encore entièrement pu nous faire perdre la prédomination numérique masculine. Mais, si aujourd'hui elle n'est pas plus considérable, ce résultat anormal tient à deux causes :

1º Aux excès et aux abus dans l'union des sexes, ainsi qu'aux maladies qui en sont la conséquence prochaine ou éloignée, mais *qui touchent plus la femme que l'homme.*

2º A la loi de la génération qui veut que le sexe le plus faible soit le premier remplacé.

« La santé et la vie de la femme s'en vont, sacri-
« fiées au luxe et aux plaisirs du sens, c'est-à-dire à
« l'ennemi commun. C'est que, dans ces cas, c'est
« malheureusement la femme qui porte plus lourde-
« ment la peine du péché.

« Pour elle, la nature est sévère ; car *elle* n'échappe
« jamais. *Elle* est toujours la plus engagée.

« Cela est dur, mais vrai, mais grave ; c'est la loi
« du mariage.

« Voilà pourquoi la proportion des femmes est
« encore aujourd'hui si forte. »

32.

Maintenant, l'état précaire de la santé de la femme, et par conséquent de la population en général, tient

en partie, aux procédés défectueux de la préservation de la grossesse et aux abus sexuels.

33.

A force d'abus, il ne se produit plus que des po-
pulations appauvries et des types défectueux.

Nous en arrivons aux avortons de la forme et de
l'intelligence; et le nombre des naissances diminue,
à cause des moyens vicieux et inopportuns opposés
à la conception normale.

34.

L'équilibre se maintient, pourtant, mais il se
maintient artificiellement, péniblement, et à force
d'art, dans un milieu vicié où il se traîne.

35.

Nous sommes dans le siècle des maladies de la
matrice.

De ce monde en mauvais état, de cette matrice
douloureusement ulcérée, voudriez-vous faire sortir
le sexe fort ? hélas !....

N'essayez pas... Vous n'y parviendriez pas...

Mais, pourquoi cette question, puisque vous ne voulez plus qu'elle travaille ?

Et vous avez raison... peut-être... car, de ce sein endolori, vous n'obtiendriez qu'un malade !...

CHAPITRE CINQUIÈME

LE FONDS ET LA SURFACE.

36.

En tout, il y a ce qu'on appelle le fonds, et la forme.

L'homme n'échappe pas à cette formule.

Les tempéraments ont subi, au fonds, depuis plus d'un tiers de siècle surtout, d'assez notables modifications; et par suite, la thérapeutique a été obligée de modifier assez sensiblement ses allures.

Quant à la forme, en France, on en a généralement exagéré l'importance, et on lui a trop sacrifié.

Plus nous nous sommes sentis corrompus, plus nous avons voulu cacher notre état. Les mots nous effarouchent, et par suite, notre puritanisme hypocrite a pris le soin de polir nos surfaces [1].

37.

Dans le principe, la terre était chaude, fertile, moins cultivée qu'aujourd'hui, moins peuplée.

La vie des habitants était longue, la femme était ferme, forte et féconde, la population s'en ressentait.

38.

Aujourd'hui, la terre s'est refroidie, elle est mieux cultivée, plus peuplée, mais elle est moins fertile.

La femme, sans être moins féconde, produit moins. La population est chétive ; et dans la vie comme dans les romans d'aujourd'hui les faits sont entassés.

---

1. Le reproche en question touche Paris plus que la province. Paris a donné l'élan, la vapeur et la presse ont fait le reste. Il ne nous appartient pas de nier l'influence et l'importance des surfaces, loin de là, et nous la comprenons parfaitement.

Mais, nous disons aussi que quand la surface est nette ou blanchie, pour nous servir d'une expression consacrée, tout n'est pas fini pour cela.

**
* *

Une fièvre de luxe et de jouissance travaille et gagne de proche en proche ; les abus et la débauche débordent de partout, et viennent, par leur multiplicité, remplacer la longueur du temps.

39.

Semblables à la corruption les vices et les virus sont moins profonds, mais ils gagnent en surface ce qu'il sont perdu en intensité.

40.

Et si l'homme du xixe siècle ne représente plus que les $\frac{66}{100}$ de l'unité humaine [1] ; la moyenne de la vie s'est allongée en raison de la diminution du nombre de ces mêmes unités ; et ce, toujours en vertu de la loi de la compensation et de l'équilibre ; parce qu'il faut que toujours la terre retrouve son compte, en dépit des fautes de ses habitants.

Mais la science nous vient en aide.

---

1. Les animaux, au contraire, sont en progrès ; car une tête de mule représente un cheval-vapeur

CHAPITRE SIXIÈME

LA LOI DU PLUS FAIBLE.

L'équilibre de la numération des êtres vivants peut-il être influencé sur la terre?

41.

Il le peut, sans aucun doute, par la quantité et par la qualité des produits de toutes sortes; par le perfectionnement de l'exploitation de la planète, par la restauration de ses habitants.

42.

L'observation et l'expérience nous démontrent que

c'est dans les variations et les alternatives entre le bien-être et le malaise que nous pouvons forcer la main à la nature et la contraindre à produire.

43.

Que, pour cela faire, *il faut l'amener à en avoir besoin*; qu'il faut l'affaiblir, afin de la forcer à réagir, sans quoi, il n'y a rien à faire qu'à échouer.

44.

La nature ne saurait avoir deux manières d'opérer. Elle n'en a qu'une seule, de même qu'elle n'a qu'une seule loi : ou que, du moins, toutes se peuvent ramener à l'unité [1], parce que toutes dérivent d'un même principe.

45.

Elle ne livre rien au hasard, à l'abandon ; de même qu'elle n'échappe pas non plus à la règle qu'elle s'est posée et à laquelle elle préside.

46.

Il n'est pas, chez elle, de causes si minimes en

---

1. L'unité d'harmonie, c'est l'équilibre : l'unité de passion, c'est l'égoïsme : l'orgueil est un de ses dérivés.

apparence, qui n'entraînent chez nous, à de très-grandes conséquences.

47.

Aussi, ne nous répugnera-t-il pas de diviser, par la pensée, la période menstruelle en deux parties inégales.

Dans les débuts, la femme est souffrante, affaiblie, impressionnable, quelquefois malade.

Dans la seconde période, au contraire, la fonction utérine s'étant établie, régularisée, la douleur cesse, la santé revient, reprend le dessus, l'équilibre se rétablit; et cette période, qui est la plus large, et qui est plus particulièrement celle de la réaction et de l'ovulation, est-elle toujours meilleure que la première.

48.

A cette cause, la prédomination du sexe masculin se lie; elle en dépendra toujours sensiblement, attendu que cette disposition fait partie intégrante de la loi de l'équilibre; et que, dans la nature, l'équilibre est la condition indispensable à la reproduction, indispensable à la vie et à leur fonctionnement régulier, indispensable à tout.

49.

La différence actuelle, en faveur des naissances mâles, tient, en partie à ce que les rapports sexuels, un moment interrompus pendant la première partie de la période menstruelle, ont le plus souvent lieu, ou sont le plus souvent repris vers la fin de l'écoulement, *alors que la santé de la femme s'est relevée.*

5o.

Si la femme se portait bien, toujours, au moment de l'acte générateur, il y aurait encore, rien qu'à cause de cette circonstance, un avantage, dirons-nous, bien plus marqué dans le nombre de naissances mâles, qui l'emporteraient, dans une notable proportion, sur celui des naissances femelles.

5 1.

En effet : une femme vigoureuse fait des garçons, lorsque sa vigueur ou sa vitalité dépassent, à ce moment, celle de son mari, et c'est alors celui-ci qui est remplacé.

52.

Mais si, de vigoureuse, elle devient vultueuse, dans les premiers temps de sa grossesse, elle avortera d'un embryon mâle.

53.

Le sexe de l'enfant est une preuve irréfragable de la faiblesse relative de la vitalité de son auteur, ou des besoins de remplacement de la branche qui le fournit.

54.

Il prouve que ce côté de l'édifice humain avait, alors, besoin de reparation et de secours.

55.

Le sujet dont la vitalité est la plus faible, au moment de l'acte générateur, est donc celui qui régit le sexe de l'embryon, en vue du maintien de l'équilibre de la production.

C'est là que se trouve tout le secret, ou la plus grande partie du secret de ses forces ou de sa faiblesse.

56.

C'est la loi de la conception, c'est la loi du plus faible, c'est la pondération, sur notre globe, et des sexes et du temps, c'est-à-dire de l'espace compris, pour nous, entre la mort et la vie. C'est la vie qui appelle au secours.

Et l'équilibre s'opère, en suivant la loi commune.

CHAPITRE SEPTIÈME

LES CONDITIONS DE LA CONCEPTION ET DE LA PRODUCTION DES SEXES

57.

D'après cela, soutenir qu'on est le maître absolu de produire les sexes à volonté est une prétention exagérée.

Ce serait soutenir qu'on est au-dessus de la nature; ce serait soutenir que chacun est le souverain arbitre de sa santé; tandis que nous en sommes bien loin; tandis que la santé et la maladie dépendent souvent de causes qui nous échappent, que nous ignorons, et dont par conséquent nous ne pouvons nous rendre les maîtres.

Témoin les constitutions médicales.

58.

Mais il est incontestable que la santé et la maladie influent très-notablement sur la marche des phénomènes naturels, et par conséquent sur la fixation et la détermination naturelle ou artificielle des sexes.

Qu'en conséquence, elles en sont les arbitres les plus habituels.

59.

La santé et la maladie sont les péréquateurs des sexes, comme les sexes et les types sont les péréquateurs de l'humanité.

*
* *

Que faut-il entendre par les mots : *Force* et *faiblesse ?*

En fait de tempérament, en fait de santé et de génération, la force ou la puissance ne consistent pas, comme en mécanique, dans la possibilité ou le pouvoir d'élever, en une seconde, le poids d'un kilog. à un mètre de haut. Et il est certain que si la force, la résistance, la vitalité, la puissance étaient entendues dans ce sens, elles conduiraient les appréciateurs aux erreurs de diagnostic les plus grossières.

* *

Le premier venu n'est pas apte à interpréter l'œuvre d'un grand maître. Et, par quel privilége étrange, et pourquoi donc le premier venu serait-il plus apte à interpréter, sans étude et sans peine, l'œuvre de la nature? Pour se permettre d'interpréter l'œuvre de la nature, il faut se sentir d'une certaine force, et surtout il faut se méfier des examens et des jugements superficiels qui conduisent le plus souvent à l'erreur.

Or, une erreur de pronostic, si elle n'est pas toujours absolument grave, et si elle ne compromet pas toujours une bonne cause, abaisse cependant plus ou moins celui qui la commet.

*
* *

La force physique absolue de l'homme, quelque chétif qu'il soit, est encore supérieure à celle de la femme.

Mais la puissance de santé, de vitalité, de réaction, c'est-à-dire de résistance à la mort, ne résident pas uniquement dans les apparences ou les appareils extérieurs. Elle ne consiste pas dans la possibilité de pouvoir impunément gorger d'aliments tels quels un vaste viscère, sans en être malade ; mais, au contraire, elle consiste dans le fonctionnement harmonique de tous les organes vitaux.

Dans un tout petit corps de femme, la vie n'en est pas moins bien rivée.

60.

La résistance de la femme à la douleur, sa vitalité est, en général, plus grande que celle de l'homme. La prédomination générale du sexe masculin puise encore à cette source.

La femme supporte mieux que l'homme la douleur.

Pourquoi? Parce que la douleur est le lot de la femme; parce qu'elle ne peut y échapper; parce qu'elle est porte-graine; *Quia fructus ventris sui*, parce qu'elle est chargée de l'enfantement.

Parce que, dès les débuts, l'élément femelle est fixe, passif, persistant jusque dans sa cellule.

61.

L'état neuf des organes de la nouvelle mariée lui donne ordinairement, sur l'homme, un avantage marqué, dans la plupart des cas; c'est-à-dire lorsque la femme a été sage, et que l'homme ne l'a pas été.

Il faut que la péréquation se rétablisse, et, en attendant, la postérité s'en ressent.

*
* *

Voici le libellé des propositions relatives au sexe de l'embryon.

62.

'1° La puissance de fixation du sexe est absolue.

2° Elle est en raison directe du besoin de remplacement, et inverse de la vitalité de l'époux qui le fournit.

3° Le sexe de l'embryon est fixé au moment même de la perpétration de l'acte générateur.

63.

Quant à la vitalité elle-même des sujets, elle est relative : aux conjoints, à leur sexe, à leur âge, à leur état physique; et elle varie, chez tous, en raison des milieux dans lesquels la vie s'effectue, et en raison de la manière dont elle est conduite.

*
* *

Il résulte de cet aperçu que l'obtention de tel ou tel sexe déterminé à l'avance est une chose difficile, et qu'il y faut des préparations.

Il est bien plus facile d'expliquer théoriquement un événement accompli que de le produire ou même de le prédire.

64

Mais, pour obtenir, en général, un nombre plus

considérable de mâles que de femelles, *chose normale*, la bonne santé de la femme est la condition nécessaire, comme la faiblesse ou l'émaciation de l'homme, la condition complémentaire.

65.

C'est par suite de la santé de la jeune mère ou de la jeune fille, et de l'état neuf de leurs organes générateurs que la première naissance est souvent mâle; tandis que la deuxième, au contraire, est souvent femelle, à cause de la fatigue de la gestation ou de la lactation précédentes.

66.

Si, dans ces circonstances, la santé de la mère ne se relève pas, ou si le mâle ne s'affaiblit pas, les pontes femelles continuent.

67.

Mais, au bout d'un certain temps de mariage, il est bien bien rare qu'un mari ne se soit pas retrempé, car il a trouvé dans la couche nuptiale, le calme et le repos pour les jours passés.

68.

C'est dans l'état de malaise, de souffrance, c'est dans la convalescence des maladies aiguës, et dans la première partie de ses périodes menstruelles, que la femme est la plus accessible à la grossesse, et qu'elle se trouve dans la meilleure condition de son remplacement par un produit de son sexe.

69.

C'est dans les états ci-dessus désignés que la nature éprouve le plus grand besoin de remplacer cet être souffrant, et qu'elle fait le plus d'efforts pour se rattacher à la vie ; qu'elle se roidit, afin de retrouver l'équilibre par la quantité des produits, et les chances aléatoires d'une existence nouvelle.

*
* *

Vous enfanterez avec douleur, dit la Genèse.

70.

La douleur est la condition de l'enfantement, comme la faiblesse est la condition de la conception, comme la plus grande faiblesse relative est la condition du sexe.

*
* *

Il faut, autant qu'on peut, imiter la nature, et venir à sa rencontre, elle nous épargne alors volontiers la moitié du chemin.

En médecine, c'est ce que nous cherchons à faire.

En zootechnie, chez la femelle rebelle à la conception, nous pratiquons journellement la faiblesse artificielle, par la saignée, au moment de la monte.

Pourquoi? c'est afin d'affaiblir la vitalité, et de forcer la femelle à se mettre à fruit.

En agriculture, l'état major n'ignore pas cette vérité, et les pionniers la mettent en pratique, avec confiance, mais sans s'en rendre compte.

On sait qu'une végétation luxuriante, exaltée, s'oppose à la fructification; mais que si l'on coupe quelques racines à l'arbre trop vigoureux, il réagit sur-le-champ, en se rattachant à la vie par la fructification.

La pratique du retranchement en vert est tirée de

ce principe. C'est une contrariété qu'on impose à la nature ; c'est une gêne contre laquelle on la force à réagir, en se rejetant sur la production fruitière.

C'est également afin d'empêcher le développement du système foliacé qu'on suspend les arrosages pendant la floraison, pour le reprendre après.

Si la vigne coule, avec la pluie, c'est qu'elle développe, hors de propos, la vigueur des feuilles, et par conséquent la vigueur de l'arbuste, ce n'est pas la pluie seule qui fait couler le raisin, en délayant le pollen, car le raisin coule parfaitement bien sans eau.

Mais lorsque le fruit est noué, c'est alors que l'arrosage ou la pluie sont de mise.

Il est bon de songer à la conservation du sujet, après qu'on a assuré la propagation du genre.

Chez le végétal, cette opération est doublement profitable, puisque, passé la floraison, ces deux buts peuvent être poursuivis conjointement.

*
* *

De la plante, on obtient, à force d'art, des variétés de fleurs magnifiques, très-doubles ; mais, on le sait, elles sont improductives. Une plante se met plutôt à fleur lorsqu'on lui mesure strictement l'espace, la nourriture ou la vie en la colloquant dans un vase étroit.

Dans la grande culture, une plante chétive et maigre rapporte force graine de bonne qualité, très-prolifique. Elle veut se rattacher à la vie future, elle s'y cramponne, elle réagit, c'est là son immortalité.

*
* *

Le mariage n'est, en somme, que la grande culture de l'humanité. C'est le genre humain cultivé en grand; c'est la réglementation de la production humaine sous la conduite de ses Guides.

Et la vie, en général, n'est que le résultat du balancement des deux puissances dont nous avons parlé : c'est-à-dire la conservation du sujet et la propagation du genre.

Cette dernière coûte beaucoup plus que l'autre; aussi y est-il fait de bien plus grands sacrifices [1].

Il importe que la direction soit bonne.

1. Si grands, qu'on en perd le boire et le manger.
Ce n'est pas une petite affaire que de se dépouiller du jeune homme.

CHAPITRE HUITIÈME

INFLUENCE DES ÉPIDÉMIES, DES ARMÉES, DE L'ÉTAT DE PAIX ET DE L'ÉTAT DE GUERRE SUR LA SEXUALITÉ.

Quelle est, au point de vue de la guerre, l'importance du sexe masculin?

Poser cette question, c'est la résoudre.

Au point de vue gouvernemental, politique, au point de vue du courage, de la force, de la défense du foyer et de la patrie, le mâle est d'une très-grande importance numérique, on verra plus tard se poursuivre ses avantages.

Quelle est l'influence des épidémies, de la guerre, des armées sur la sexualité?

Par les épidémies, la nature supprime rapidement

tous les sujets véreux, sans acception du sexe ; ou bien elle les force à se retremper, à réagir, en vue de la continuité de l'œuvre.

*
* *

Pour bien comprendre les conséquences et le mécanisme de cette combinaison naturelle, il faut l'analyser.

Les besoins naturels excédant les ressources, la nature dégrève son budget, elle se décharge d'un poids incommode et trop lourd ; elle rentre instantanément en équilibre de numération par le mode le plus expéditif, par la suppression rapide, des sujets faibles, c'est-à-dire, *de ceux qui présentent la plus grande facilité à se reproduire.*

Agissant ainsi absolument dans le sens inverse à nos pauvres axiomes : *non bis in idem.*

Elle opère le sarclage des mauvaises plantes, afin de donner de l'air et de la nouriture aux bonnes. Elle agit par la maladie, par arrêt ou modification des conditions d'existence.

Telle est sa méthode. La mort est l'arrêt final ; la maladie est le pénultième.

*
* *

Les armées, la guerre, au contraire, enlèvent à la nature ses plus beaux, ses plus jeunes, ses plus solides sujets, au moment précis de leur plus grande autorité génésique. Elles suppriment, pour un temps, l'union utile des sujets mâles les plus vigoureux, de ceux qui, précisément, reproduiraient leur sexe avec plus de difficulté.

Est-ce réellement un mal?

Pour le savoir, examinons la situation inverse, et voyons ce qui s'y produit.

Il s'y produit des naissances femelles et du libertinage.

Est-ce un bien? assurément, non.

*
* *

Nous ne sommes pas de ceux qui nient la valeur intrinsèque de la femme, sa valeur morale, bien loin de là. Nous savons son influence sur la moralisation de la famille; et nous savons, avec de Maistre, que

5.

c'est sur ses genoux que se forme ce qu'il y a de plus excellent dans le monde, un honnéte homme et une honnéte femme, c'est-à-dire le plus grand de tous les chefs-d'œuvre.

Mais nous ne sommes pas de ceux qui pensent que ses mamelles doivent servir plus aux adultes qu'aux nourrissons.

*
* *

Après la guerre, après le service, après les abus, l'homme mutilé, affaibli, énervé, malade, reproduit son sexe plus facilement. Tandis qu'en paix, l'homme est mieux portant, il se soigne davantage, il abuse plus facilement de la femme, et il reproduit son sexe avec plus de difficulté. (Toutes circonstances égales d'ailleurs).

*
* *

La guerre est un mal nécessaire, c'est la loi générale, c'est la loi du monde, c'est la raison du plus fort. Or, au point de vue matériel, le plus fort est

celui qui règne et qui domine. C'est à constater,
l'égalité n'existe en rien dans la nature.

Chez les animaux, l'égalité n'existe pas davantage. Le plus fort opprime, détruit le plus faible.
Celui-ci se débat, supporte, souffre, succombe quelquefois... Tel est son sort : c'est la fraternité de
Caïn. L'harmonie générale ne se trouble pas pour
si peu, c'est l'ordre naturel des choses.

Chez les végétaux, même loi, même influence,
mêmes procédés. Le plus fort domine, étouffe, détruit
le plus faible, se nourrit de ses détritus, s'échauffe de
son soleil. La lumière l'inonde et l'harmonie règne
encore sur les débris de la mort ! Et la foule passe,
inconsciente, alors qu'elle pourrait admirer !....

71.

En affaiblissant l'homme, la guerre travaille pour
la création du sexe masculin. Il y a compensation

parce qu'il y a retour à l'équilibre de numération.

C'est mieux que mal.

72.

La paix, par les abus sexuels et la fatigue de la femme, travaille pour le sexe féminin.

C'est plus mal que bien.

73.

C'est la loi du plus faible qui vient faire ici contre-poids, c'est la loi impérieuse, universelle, absolue, c'est la réaction.

Rien, dans la nature, ne peut se soustraire à cette loi.

*
* *

Le végétal en subit les rigueurs parce qu'il est rivé au sol. Il a pour lui la résistance.

C'est assez.

L'animal a sur lui ces avantages :

L'instinct de la conservation, la locomotion ou la possibilité de se mouvoir. C'est peu.

Au-dessus de lui, l'homme paraît privilégié, car il possède la pensée, le raisonnement et la raison [1].

Est-ce un véritable privilége?

A vous, lecteur, le soin de décider cette question.

1. Desquels il fait souvent l'usage que vous savez....

CHAPITRE NEUVIÈME

COMPARER POUR JUGER

74.

Au point de vue naturel, le mâle a donc une importance très-grande. La fécondation de l'œuf, tel est son rôle principal.

Homo totus semen est, dit Fernel.

75.

La nature a répandu partout la semence à profusion, afin de parer aux nombreuses causes de sa dissémination. Et les organes mâles, dont les incapacités sont, du reste, fort rares, ont été multipliés en vue de la continuité de son œuvre, et afin d'éviter les lacunes.

76.

Chaque sexe a son importance relative et absolue, et peut être considéré à plusieurs points de vue.

***

Prenons nos exemples, ou mieux, pour ne blesser personne, prenons nos points de comparaison dans les espèces que nous appelons inférieures. Car un léger fanal suffit, parfois, à guider les pas. Celui-ci ne nous égarera pas.

***

Nous avons vu que, chez les végétaux, les organes mâles étaient doués d'un luxe de développement extraordinaire, et que, dans ces règnes, la semence était déversée à grands flots. Cela tient à ce que le végétal est fixé au sol, et que la semence vient quelquefois de fort loin le trouver, transportée par les vents.

*
* *

Chez les animaux, chez les abeilles, par exemple, puisque nous avons déjà parlé d'elles, la Reine ou la mère est entourée d'une cour nombreuse, elle peut choisir entre mille maris, à l'époque nécessaire. Elle s'élance dans les airs, la fécondation s'opère, par un seul, et tous les mâles, après cette opération, unique pour un an, sont impitoyablement sacrifiés à l'intérêt général. Ils tombent tous, et sans exception, massacrés sur le seuil de la ruche.

Pourquoi ce massacre? c'est la reine qui l'ordonne. Mais que convient-il d'en penser? Ce phénomène n'est pas l'effet du hasard. Assurément, ce n'est pas une exception, puisqu'il se produit régulièrement depuis la création, et qu'il se perpétue dans la consommation des siècles.

Dans cette république, les unes chassent les autres. Nous les imitons quelque peu dans notre ingérence domestique, ainsi que nous allons bientôt l'exprimer. Ici, la mesure est radicale.

* *
*

Chez les animaux mammifères, la semence est avec grand soin ménagée; une seule fraction n'en est dissipée. Une loi sévère, la loi de Rut, loi que la femelle ne permet jamais au mâle d'enfreindre, s'oppose à la dissémination inutile. La construction des organes, la disposition des sphincters leur viennent en aide; ils la ménagent et l'utilisent, compensant ainsi largement l'exiguïté de la masse par l'exagération de ses facultés prolifiques [1].

Pourquoi la nature agit-elle ainsi ?

Parce qu'elle a fait de la vie ou de la création son but unique; parce qu'elle le poursuit à travers toutes les difficultés; et que, pour y arriver et s'y maintenir, aucun sacrifice ne lui coûte. Elle sait, pour cela, renverser tous les obstacles.

Parce que la semence est, à son heure, et dans ce but, l'objet de toutes ses affections. Mais aussitôt

1. Les animalcules spermatiques.

qu'elle lui devient inutile ou nuisible, elle en supprime courageusement la source.

C'est une économie de force et de rouages.

* *

Dans l'espèce ovine, deux ou trois béliers, dans un troupeau de cent quarante brebis, suffisent amplement à la fécondation. Et, cependant, à la naissance des agneaux, on constate souvent plus de mâles que de femelles. Les éleveurs suppriment quatre-vingt-dix-huit pour cent d'organes mâles qui sont bistournés, et dont les sujets sont livrés, en leur temps, à la consommation.

Pourquoi?

Parce que si ces mâles étaient conservés intacts dans le troupeau, ils se livreraient entre eux à des combats destructeurs qui mettraient en péril l'intérêt de cette cause. Puis, autre phénomène, il y aurait beaucoup trop de naissances femelles.

Le sort de ces animaux ressemble donc un peu au sort des mâles des abeilles dont nous avons déjà parlé. Seulement, ces dernières vivant à l'état libre,

procèdent d'elles-mêmes au retranchement des inutilités ou des causes de nocuité.

Dans les Bovines, un seul taureau suffit à vingt
vaches, et cependant, à la naissance des produits, on
compte plus de veaux que de velles. Ces animaux
vivant séquestrés, l'homme est absolument le maître
de leurs produits.

S'il augmentait hors de mesure le nombre des
mâles reproducteurs, il se produirait beaucoup trop
de naissances femelles.

Chez les Gallinacés, un coq se mesure à douze
poules, un canard à trois cannes, et cependant, à la
naissance des produits, on constate souvent plus de
mâles que de femelles ; tandis que les pigeons, les
pintades s'équilibrent par paires, et, à la naissance,
il y a à peu près parité dans les sexes.

77.

Tout est donc relatif à son but, à son utilité, et tout a été créé et mis en équilibre en raison de sa destination. La nature, pour y réussir, a pris deux fois ses précautions; elle a placé le remède à côté du mal.

Il dépend de nous que cet équilibre ne soit pas rompu.

Nous verrons plus tard ce qu'il en advient.

****

L'état de domesticité des animaux, c'est-à-dire l'appropriation de l'animal aux besoins et au service de l'homme, est un élément d'une grande portée, et dont on doit tenir grand compte dans les appareillements.

****

C'est ce qu'ont parfaitement senti les éleveurs. Aussi, est-ce par la *réglementation* de la passion sexuelle qu'ils procèdent; et, par suite, les animaux domestiques n'ont d'autres produits que ceux que l'homme permet ou décide qu'ils puissent avoir dans ces circonstances. Son intérêt lui sert de boussole [1].

[1]. La passion en elle-même n'a rien de mauvais que l'excès. C'est pourquoi elle a besoin d'être *réglementée*, comme toute chose. C'est le manque, c'est le défaut de réglementation dans les choses sexuelles et la satisfaction illimitée de nos passions qui nous ont fait la situation actuelle, c'est-à-dire la dégradation organique.

La passion, en somme, n'est que l'excès du besoin ; elle ne peut être durable de sa nature. — Le Fouriérisme transformait tout en attraction et en exaltation passionnelle , aussi n'a-t-il vécu qu'un jour.

A cette satisfaction que nous cherchons sans cesse, à ce jeu auquel nous ne sommes que trop enclins, nous avons trouvé la dégradation croissante de nos charpentes, la ruine de nos tempéraments, le rabougrissement de la forme et de l'intelligence, en un mot, la moins value de notre espèce.

Le Christianisme, au contraire, a parfaitement compris que l'exaltation de nos passions était une chose impraticable, qu'il ne nous était pas possible de les satisfaire ; que, d'abord toutes les ressources du globe n'y suffiraient pas, et qu'en entrant dans cette voie, il nous conduirait à l'abîme. Il a prêché la compression. Il a ainsi mis le doigt sur la plaie, la plaie saignante, inguérissable ; car, comment guérirait-on, si chaque jour revient aggraver ?

Les satisfactions de ce genre deviennent, de nos jours, de moins en moins possibles, et s'il y a lieu de changer quelque chose à cet égard, c'est dans la condition de la sévérité que nous trouverons un refuge. C'est là, seulement, c'est dans la restriction, c'est dans la condition de la discipline réglementaire que nous devons nous renfermer.

C'est par la compression des passions, c'est par le retranchement raisonné de ce qu'il y a d'excessif dans ce premier besoin de la nature que les éleveurs ont apporté, soit dans les charpentes des animaux, soit dans le développement de leur chair, soit dans leurs diverses aptitudes, des modifications importantes, et telles qu'ils sont parvenus, dans certains cas, à les rendre méconnaissables ; qu'ils ont métamorphosé leurs types par l'exagération de certaines parties de leurs corps, ou par la suppression naturelle d'organes sans valeur, relativement à leurs intérêts.

*
* *

Combien plus sages nous sommes lorsque nous mettons de côté nos passions !

Examinons, pour nous en convaincre, notre propre manière d'agir, en dehors de nos préoccupations sexuelles, et quand il ne s'agit que des passions des autres, ou seulement de notre intérêt bien entendu.

*\
* *

« En agriculture, par exemple, on fait ce qu'on
« appelle : la semence. Cela veut dire qu'on sème et
« qu'on soigne à part ce qu'il y a de plus conve-
« nable, choisi dans le produit de tout le domaine,
« pour le consacrer au produit futur. Lorsqu'on ne
« possède pas chez soi de bons éléments, on va les
« chercher ailleurs.

« En économie jardinière, on choisit les porte-
« graines. En zootechnie, on choisit les sujets de
« reproduction. (Ce sont aussi les porte-graines).
« On les apparie judicieusement. Lorsqu'on ne se
« sent pas assez fort en cette science, on consulte les
« gens les plus compétents; on ne permet pas aux
« animaux le trop grand exercice sexuel; on en
« règle, au contraire, avec soin le jeu et la dépense ;
« on nourrit les reproducteurs avec choix; en un
« mot, on agit avec beaucoup de mesure et de pru-
« dence, pour être assuré d'avoir de beaux types, et
« on les obtient en effet.

« C'est la sélection, c'est le choix des choix, *c'est*
« *la réglementation*

« Pour une simple couvée d'œufs, les ménagères
« prennent mille précautions ; personne ne l'ignore.
« Et pour réussir en quoi que ce soit, dans la
« moindre opération, pour les choses même les
« moins importantes, ne faut-il pas produire beau-
« coup d'efforts ? ou prendre de très-grandes précau-
« tions ? ou développer beaucoup d'adresse ?

« Peut-on en dire autant quand il s'agit de notre
« pauvre espèce ? hélas ! non.

« Ces moyens-là sont bons pour l'avoine et la ca-
« rotte, bons pour la jument, pour l'ânesse et pour
« obtenir des mules ; mais pour la femme..... fi !...

« Combien de fois arrive-t-il qu'on puisse dire :
« Ah ! le bel enfant ! on voit bien qu'on ne lui a rien
« épargné.....

« Combien de gens entourent la femme de soins
« judicieux, lui choisissent sa nourriture, *avant la*
« *conception*, lui donnent un supplément à propos,
« et tel qu'il le lui faut lorsqu'elle nourrit ?

« Cela se fait pour la jument, pour la vache, pour
« la brebis ; cela se fait en pisciculture ; etc [1].

---

1. Chez les animaux, la femelle est choyée, soignée, res-
pectée de tous.

« Cela ne se fait pas pour la femme.

« Pour la femme !... allons donc..... ah ! par « exemple ! la femme... elle marchera bien comme « elle pourra...

« Nations , étonnez-vous.... étonnez-vous qu'en « agissant ainsi, vous ayez encore quelque chose de « passable !... »

78.

Il en est de la reproduction de l'homme comme de toutes les autres productions.

Il n'y a pas exprès pour l'homme, d'exception possible. Et quand il s'agit de la reproduction, il ne faut pas s'imaginer que nous puissions, impunément, faire cinquante sottises sans que le produit s'en ressente. (Sexe et type.) Ce serait une grande erreur.

La méthode de la *Réglementation des fonctions génératrices* nous mènera sur une pente meilleure[1].

---

1. Emprunts à nous-même. La méthode de la réglementation de l'union conjugale envisage l'union du type à tous les points de vue, mais surtout :

1° A celui de la santé des parents.

2° A celui de l'amélioration des produits et des races.

3° A celui de la conception et de la non-conception, c'est-

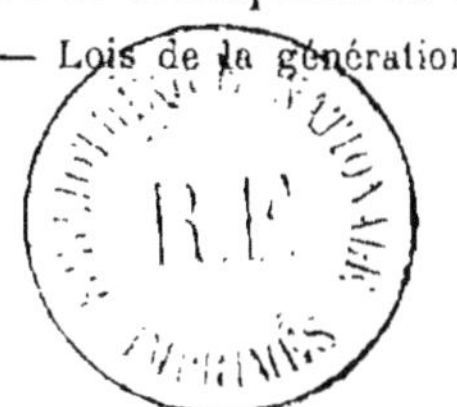

CHAPITRE DIXIÈME

DES RÉFUTATIONS

De toutes les théories, soit anciennes, soit modernes qui se soient appliquées à la solution du problème actuel, deux principales seulement ont prévalu.

à-dire de la préservation et de la favorisation de la grossesse.

4° A celui de la fixation du sexe de l'embryon.

Les lois et les contre-lois de la grossesse tendent simplement à la réglementation de la conception et à ses effets.

Si ces mots sont trouvés nouveaux, la chose elle-même est loin de l'être et nous ne la donnons pas comme telle, car elle est mise en pratique journellement avec plus ou moins d'à-propos. Seulement, elle n'est pas encore assez généralement connue ni répandue parmi nous. Des considérations pécuniaires, politiques, sympathiques ou autres y mettent assez souvent leur veto ; et l'on n'est pas habitué encore à ce néologisme.

La première qui, sans dénier l'influence que l'âge relatif des parents, leur santé et leur état physique peuvent exercer sur la détermination ou la fixation du sexe par la nature, n'admet cependant d'autre terminaison possible, d'autre solution que celle qui le fait dériver du sujet le plus vigoureux.

La seconde, au contraire, qui, sans tenir aucun compte des éléments précités, affirme que la cause unique du sexe de l'embryon réside dans le degré de maturité de l'œuf au moment même de la fécondation.

Cette dernière manière de voir, qui est assurément la moins rationnelle, a cependant pour elle quelque chose de spécieux.

Nous allons examiner ces deux hypothèses dans le courant de ce chapitre.

*
* *

Les préceptes et la consécration de ces opinions ont dû nécessairement se traduire, dans la pratique et les applications, par une série de moyens, dont seul, le raisonnement a dû se contenter, faute de mieux. Cependant, il faut convenir que messieurs les auteurs modernes ne se passionnent pas, comme leurs prédécesseurs, pour des théories hasardées. Mais, sous l'empire de l'habitude, on se tient assez facilement dans les errements acquis, et l'on marche sans se donner la peine de descendre au fond des choses.

Il est de fait qu'il est bien plus facile d'accepter une opinion toute faite, que de s'en faire une toute neuve à soi-même, ou de redresser les erreurs d'autrui.

*
* *

Examinons la première hypothèse, celle qui a joui jusqu'ici de l'heureux privilége de gouverner, pour ainsi dire, le monde médical, le monde entier.

D'après elle, un homme fort et une femme faible ne peuvent avoir que des fils, tant que la force de l'homme et la faiblesse de la femme seront en présence.

Or, c'est la plupart du temps le contraire qui se produit.

Nous n'entendons pas soutenir qu'un homme fort

ne puisse pas avoir de garçons ; nous disons seulement, qu'uni à une femme faible, il ne pourra les avoir que dans un moment d'affaiblissement de son niveau vital. Nous disons que la force est plus relative qu'absolue ; que cette appréciation est très-difficile à faire ; nous disons surtout que la personne la plus forte fournit plus au type qu'au sexe, sans nier, toutefois, que la femme soit ordinairement conservatrice du *type* de sa race.

*
* *

En effet, si, à partir d'à présent, par impossible, le sexe était fourni par le sujet le plus fort, nous deviendrions prochainement un monde de géants, par sélection naturelle, ou nous marcherions rapidement à la désorganisation, parce que l'accumulation du sexe fort nous ferait dérayer dès la deuxième génération, et l'équilibre ne tarderait pas à être rompu.

Eh bien, cela n'est pas possible ; cela n'est pas vrai.

Au lieu de cela, que voyons-nous, en effet ?

Nous voyons un monde de pygmées, nous voyons

6.

des armées qui, pour se recruter, sont obligées d'abaisser successivement la taille de leurs soldats [1].

*
* *

Cette thèse ne peut donc se soutenir. Il est même étonnant qu'elle se soit produite, car l'expérience de chaque jour la dément absolument. Et si l'on essaye, dans ce sens, toute espèce de supposition, on arrive à l'absurde, au dérayement.

*
* *

Mais, si nous devenons des pygmées, ce n'est pas à la loi des sexes que nous devons en attribuer la cause, il faut, au contraire, attribuer la dégradation de nos charpentes à notre administration passionnelle défectueuse, au *défaut de réglementation*. C'est au travail des sexes avant l'âge, c'est aux jouissances sexuelles anticipées et multipliées, c'est au *puberti-*

---

1.   Sur la frontière mal fermée,
             Marche aux bruits de petits tambours,
             Une pauvre petite armée... BÉR.

Et nous dégénérons toujours.

nage ou à l'abus des pubères que nous devons, en grande partie, notre abaissement, et la loi des sexes n'est pour rien en cela.

*
* *

Oui, tels sont nos ennemis. Ce sont eux qui ont altéré, dégradé et rétréci nos moules, pour nous servir d'une expression figurée, mais si chère à Buffon.

Aristote était également de cet avis. « Rien, dit-« il, ne s'oppose plus à une bonne génération que « la précocité des mariages. Dans tout le règne « animal, les produits obtenus au premier éveil de « l'instinct sexuel sont constamment imparfaits. Le « moyen d'avoir des races naines de chiens consiste « à provoquer la précocité de la génération. Il en « est de même chez tous les animaux : Il en est de « même dans l'espèce humaine ; les mariages pré-« coces ne donnent naissance qu'à une race petite « et sans valeur. »

*
* *

C'est pour avoir oublié cette grande loi que les

peuples ont rapidement marché vers la décadence.

Les nations les plus policées de l'antiquité, la Grèce, l'Assyrie, Rome, sont tombées dans l'abrutissement et l'esclavage, le jour où les fêtes de Vénus ont fait déserter les temples des autres dieux ; et Rome eût péri avant la fin de la république, si les étrangers n'avaient continuellement comblé les vides que ses désordres creusaient.

*
* *

La même remarque est applicable à Paris, où s'agite, sauf exceptions, une population fiévreuse, énervée, et avide d'émotions à tout prix.

L'Espagne moderne, l'Afrique du nord nous ont donné récemment le même exemple.

Le Dr Seraine a naguère encore attribué à de semblables motifs la dépopulation des îles Sandwich[1].

1. *Contributions à la géographie médicale ; 1re station de l'océan Pacifique. (Archives de médecine Navale.* Paris, 1864, Tom. II, p. 480.)

Et nous-mêmes, nous sentons-nous absolument sans reproches à cet égard ?

Et l'Allemagne n'aurait-elle, sur nous, aucune supériorité de ce côté ? Les anciens Germains, chez lesquels le développement corporel faisait l'admiration des autres nations de l'Europe, ne se mariaient jamais avant vingt-quatre ou vingt-cinq ans ; et, jusque-là, ils conservaient la plus rigide chasteté. C'était une honte, pour un jeune homme, d'avoir connu une femme avant cet âge.

*
* *

Il est donc certain que ce n'est pas à la loi des sexes que nous devons rapporter notre abaissement, mais à la loi des types, mais à nous-mêmes.

Il nous est impossible d'altérer nos sexes, mais nous en faussons continuellement l'harmonie et la prédomination numérique, parce que nous altérons continuellement nos types. Faites, pour les types, les mêmes opérations que vous avez faites pour les sexes, alors vous serez dans le vrai.

Mais vous avez confondu dans une même puissance

et dans la même action deux éléments fort différents : la conservation du sujet et la propagation du genre ; des puissances opposées qui sont en lutte continuelle et réagissent sans cesse l'une sur l'autre ; vous n'en avez tenu aucun compte, ou plutôt, vous n'y avez pas pensé.

De là pourtant vient votre erreur.

La nature n'a rien confondu. Elle a bien tout prévu. Et par la raison qu'elle a fait dériver le sexe de l'être le moins vital, elle a veillé au maintien de l'équilibre et de l'harmonie par le moyen du type qui est fourni par le sujet le plus fort, par la race la plus constante.

*
* *

Il était utile de dissiper cette longue confusion qui a duré pendant si longtemps, et qui a engendré une foule d'erreurs. C'est ce que nous avons cherché à faire en nos propositions de vingt à vingt-sept divisoires du sexe et du type.

*
* *

Toutefois, si vous considérez l'humanité en masse, vous serez bien forcé de reconnaître qu'elle ne puisse échapper à la loi universelle, et que son tableau d'ensemble ne soit que la répétition de ce que chacun de nous subit en particulier, savoir :

L'enfance, l'âge adulte, la vieillesse et la mort.

C'est ainsi que Fourier considérait dans les globes : La croissance, la station, la décadence et la chute.

C'est la loi. C'est dans la succession de ces divers éléments que nous vivons, et il nous est impossible d'y échapper.

*
* *

Examinons maintenant la théorie de la maturation graduée de l'œuf humain.

Elle est basée sur une remarque unique, celle de la coïncidence des naissances mâles avec celle des rapprochements sexuels, opérés vers la fin de la chaleur, chez les mammifères.

Les éleveurs ont tenté, à cet égard, une série d'expériençes, et comme ces expériences ont été suivies d'une certaine apparence de succès, ils se sont hâtés d'en conclure que le sexe de l'embryon ne dépendait que du plus ou du moins de maturité de l'œuf au moment des rapports sexuels. Il ne leur en a pas fallu davantage.

La perspective attrayante de l'obtention volontaire des sexes excitant l'imagination des novateurs, a promptement triomphé de la faiblesse du raisonnement, et le sophisme suivant : *Post hoc, ergo propter hoc*, a érigé en doctrine leur argumentation. Et cette confusion a fait chemin : l'erreur, pour faire chemin, n'a pas besoin d'apôtres.

_{* *}

Cependant, après avoir proclamé d'une manière absolue l'infaillibilité de leur dogme, comme il convient au succès d'une idée spéculatrice, ses auteurs n'en ont pas moins conseillé de prendre, contre lui, des précautions dans la pratique. Défiants d'eux-mêmes, ils ont ordonné de lui adjoindre un régime fortifiant pour l'homme et débilitant pour la femme, ou réciproquement, selon que l'on désire un fils ou une fille, et prenant encore, en cela, le problème au rebours, ils sont tombés dans les anciens errements, tout comme leurs prédécesseurs.

*
* *

Analysons donc rapidement, pour nous en convaincre, le mécanisme de l'évolution de l'œuf en dehors des rapports sexuels.

Rappelons d'abord que l'œuf existe, en germe, jusque chez le fœtus même; qu'il croît en lui et avec lui, et qu'il se développe progressivement dans l'ovaire jusqu'à l'âge de la puberté.

A partir de cette époque, jusqu'à l'époque critique, le rôle de la grappe ovarique est de mûrir et d'égrener ses œufs. Chaque mois, en effet, cette grappe fournit à la ponte un œuf, rarement davantage. Cet œuf, parvenu à son point de maturité, se détache alors tout naturellement de l'ovaire. Le début de la menstruation est le signal de son détachement. L'effort pléthorique le sollicite à cet effet; le pavillon de la trompe de Fallope, embrassant l'ovaire, lui a permis, par ce moyen, le chemin de l'oviducte. Il le suit, il descend, et pénètre dans la matrice. L'écoulement sanguin, qui survient à propos, favorise sa lubréfaction, facilite son transport, sa chute et son entraînement au dehors, tout en lui servant de véhicule. C'est la moindre de ses fonctions.

C'est un petit accouchement mensuel qui n'est pas toujours exempt de douleur.

Si les rapports sexuels sont pratiqués pendant son trajet, ou même à dater du moment où le pavillon de la trompe saisit l'ovaire et s'y applique, l'œuf peut être fécondé. Il se greffe ordinairement alors sur un des points de la matrice; son évolution cesse, et l'écoulement sanguin s'arrête avec lui.

* *

Mais les choses ne se passent pas toujours avec cette simplicité, il s'en faut bien; et l'œuf, fécondé ou non, continue malgré tout son trajet. Entraîné par la menstruation et la loi de la pesanteur, il descend encore; il a bientôt dépassé le point utile de son insertion utérine, et lorsqu'il est tombé trop bas, fécondé ou non, matière inerte ou vivante, il est sacrifié. Ce qui n'implique pas du tout qu'il soit plus ou moins mûr, ni qu'il ait dépassé le point utile de son incarnation ou de la sexualité.

*
* *

Dans cette catégorie, il y en a des milliards, pour ne rien dire de trop fort. Et cette observation, M. Coste l'a faite chez les gallinacés, et nous l'avons faite souvent nous-même chez les mammifères.

Cependant l'œuf ne se détache pas toujours de sa mère dès le début de la période menstruelle. Diverses causes peuvent en retarder ou en empêcher la chute. Si cette cause est légère, la ponte et la menstruation n'en sont pas notablement dérangées; mais lorsqu'elle est plus grave, la dysménorrhée ou l'aménorrhée se produisent, et la ponte n'a pas lieu, parce que l'œuf n'est par mûr. Les femmes alors disent qu'elles ont un retard.

*
* *

Dans les grandes secousses économiques, il est facile de comprendre que toutes les fonctions soient plus ou moins troublées. C'est ainsi que les sécrétions séreuses et muqueuses sont modifiées, les urines, les sueurs influencées, les poils ternis, arrêtés dans leur croissance, les ongles déprimés.

La sécrétion ovarique ne saurait être la seule qui échappe à cette influence ; elle subit le sort de ses sœurs, de toutes les sécrétions physiologiques, c'est-à-dire : modification, retard, arrêt ou exagération.

De là les défectuosités, les difformités ou la faiblesse de l'œuf, exception peu rare, et qui se termine ordinairement par le sacrifice ou la perte du produit ovarique, et sans que personne en ait la conscience [1].

La cellule ovarique possède, dès le début, une vie et une activité qui lui sont propres, et qui continuent jusqu'à la fécondation, époque à laquelle l'œuf est mûr, c'est-à-dire arrivé au maximum de complication morphologique.

[1]. Une dame âgée nous disait, à ce propos : Je me rappelle que j'ai eu un retard et que j'étais malade lorsque je suis devenue enceinte de ma fille. Elle a été couverte de mal gras pendant toute son enfance. Mariée à dix-huit ans, elle a eu deux enfants qu'elle n'a pu nourrir. Elle est morte à quarante-cinq ans, d'un cancer à l'estomac, après avoir été opérée d'un cancer au sein, par Nélaton.

Lorsque la fécondation n'a pas lieu, l'œuf mûr ne peut plus puiser dans ses propres forces la continuation de sa vie. Il dépérit, il se désagrége et il meurt, après avoir parcouru déjà une première existence fertile en incidents [1].

Telle est la marche ordinaire des choses. Elle n'implique pas que l'œuf ait à se perfectionner ou à se mûrir en dehors de l'ovaire, mais seulement qu'il a à redouter une foule d'accidents, après son détachement de cet organe.

*
* *

L'évolution de l'œuf humain se fait dans un temps variable et qui dépasse de peu la période menstruelle. Il est rare qu'elle se produise dans les inter-

1. *Revue scientifique* des 3, 10, 17 octobre 1874. Tel est l'énoncé de M. Cl. Bernard, *Revue scientifique* des 9, 11, 17 octobre 1874.

Ce savant professeur, fortement inspiré des travaux de M. Balbiani, admet, en effet, deux fécondations : l'une primordiale, qu'il a appelée la préfécondation, la seconde spermatozoïque, apportant à l'ovaire ou à la cellule son contingent de secours nouveau. C'est la fécondation proprement dite. C'est une impulsion nutritive nouvelle, qui dure autant que dure la nutrition totale de l'individu et se communique encore, par *atavisme*, dans la grappe ovarique du sujet qu'elle a formé.

valles des mésades. Cependant ce phénomène peut encore exceptionnellement avoir lieu, en vertu d'excitations sexuelles notables.

Ordinairement, lorsque l'œuf est détaché, que la trompe n'est pas oblitérée, que la menstruation est bien établie chez la femme, que la liqueur spermatique de bonne quantité, accompagnée de l'électricité sexuelle (*l'aura seminalis* des auteurs) a pu entrer en communication avec l'œuf, il y a fécondation, il y a sexe, il y a vie, et le tout est simultané. Il faut le concours de toutes ces circonstances.

*
* *

 Du conflit des deux sexes, deux effets ressortent ordinairement :

1º l'imprégnation d'un ou de plusieurs ovules ; 2º la fécondation de celui qui a atteint alors son maximum de complication morphologique. L'imprégnation et la fécondation sont donc deux effets distincts. La première n'entraîne pas nécessairement la seconde. Elle n'a d'action que sur le type, et non sur le sexe du produit futur. Le sexe ne peut être produit qu'au moment même de la perpétration de l'acte, parce qu'il a pour but la péréquation numérique et l'équilibre de l'animalité terrestre.

La fécondation exige l'imprégnation de l'ovule à l'état de maturité complète ; que cet ovule ait été ou non précédemment imprégné, c'est-à-dire que son type ait été ou non précédemment influencé.

*
* *

Mais, l'œuf est mûr, il est près de mourir, et va se détacher de l'ovaire. De son côté, l'élément mâle, parvenu à la dernière phase de sa vie, vient à sa rencontre. Du conflit de ces deux corps, animés chacun d'une électricité différente, du choc de ces deux éléments contraires, dont l'énergie est épuisée, et qui, tous deux, sont destinés à périr, résulte, en vertu de l'attraction électrique, un corps nouveau, doué au plus haut degré de la faculté d'évolution nouvelle, puisqu'il est le germe de l'animal complet qui va entrer dans la vie. L'étincelle vitale vient de jaillir.

Mais comment le sexe et la vie ont-ils pénétré cette matière ? Comment l'âme s'en est-elle instantanément emparée? Il est des mystères que l'homme ne pénétrera jamais. Est-un mal? Et serait-il plus avancé si les notions actuelles, au lieu de le faire rentrer dans une voie meilleure, lui donnaient la possibilité de transgresser les lois divines?

Ce qu'il sait, c'est que c'est à cette date que commence la vie fœtale, la vie embryonnaire. Mais la vie ne se soutient pas toujours, parce qu'elle ne rencontre pas toujours les conditions nécessaires à la continuation de son développement, la grossesse alors n'a pas lieu.

Dans ces cas, il y a arrêt de développement pour l'entier embryon, comme dans les cas de monstruosités ou d'hermaphrodisme il y a arrêt ou exagération de développement partiel d'un organe; comme il y a arrêt de développement pour les fruits lorsqu'ils sont trop nombreux et qu'ils se sèchent et qu'ils tombent.

Il en est de même dans tous les règnes, pour tous les végétaux, pour tous les animaux.

Chez les gallinacés, les œufs sont fécondés avant la ponte. Chez les poissons, les œufs sont déposés dans les herbages ou sur le rivage : dès ce moment, ils sont parfaits, ils sont mûrs, rien n'y manque. Le mâle y laisse, en passant, sa traînée vivifiante, et les œufs sont fécondés par milliers : un seul mâle y suffit.

Tous ces êtres s'animent dès lors, tous sont pourvus de sexes; tous vivent, mais tous ne réussissent pas à devenir adultes, parce que tous ne peuvent pas persévérer dans la vie, parce que tous n'y rencontrent pas les conditions nécessaires à sa continuation; parce que, surtout, rien n'est aussi fragile que la vie dans ses débuts [1], parce qu'on a aussitôt fait d'en sortir que d'y entrer; enfin, parce que sans cette condition, il y aurait encombrement, excès numérique, exiguité des espèces, rabougrissement des sujets, fatigue extrême des auteurs qui les supportent, parce qu'enfin l'harmonie serait rompue.

C'est assez.

---

1. Les Casuistes n'admettent le crime d'infanticide qu'à une certaine époque de la vie fœtale.

*
* *

Un arbre sera chargé de fleurs, tous les boutons s'épanouiront au soleil, et tous les ovaires seront fécondés par le pollen. Cependant tous les fruits ne tiendront pas. D'abord, parce qu'il y en aurait beaucoup trop, qu'ils seraient trop petits et n'auraient pas assez de pulpe.

La nature, alors, fait ses retranchements, par les modifications des milieux, des circonstances et des conditions d'existence, par arrêt de développement, par les contre-temps qui surviennent.

Un arbre qui s'est beaucoup chargé, se repose, l'année suivante, il se mesure.

*
* *

Si l'on fait, en terre, un trou au milieu d'un champ, l'eau s'y rend. Bientôt les grenouilles et les roseaux y paraissent, sans qu'il soit besoin de les y apporter. Mais, tout-à-coup, tout cela disparaît, le jour où la chaleur a fait évaporer le liquide, qui est la condition essentielle à la continuation de leur vie.

Tel est le mécanisme de la vie et de la production.

Tels sont les phénomènes de la sexualité et de la génération.

Cela nous fait songer quelquefois à l'origine des prétendues générations spontanées, qui se retrouvent, en dépit de tous les efforts, partout où elles rencontrent des circonstances propices. Conformément à cette loi universelle qui fait sourdre la vie, comme un torrent sans digue, dans tout milieu propre à la recevoir [1].

———

Cette digression nous a conduit un peu loin de la maturité ovulaire sexuelle, dont les dispositions rentreraient, il est vrai, d'une certaine façon, dans notre cadre ; car nous avons exposé et expliqué la différence de la santé de la femme durant les diverses

1. Drouyn de Lhuys. Congrès international. Montpellier, octobre 1874.

phases de ses périodes naturelles et les conséquences qu'elles entraînent. Nous ne saurions toutefois les accepter à notre avoir, puisque nous en avons démontré l'erreur. Et la ruine de cette théorie se trouverait encore dans le seul fait des naissances multiples et de sexes différents, simultanément obtenues par une seule et unique imprégnation.

*
* *

Finalement, nous ne pouvons nous empêcher d'être choqué en entendant dire, par des hommes instruits, que quelques heures d'intervalle dans les rapprochements, suffisent à devenir les seuls arbitres et la seule cause des sexes, en dehors de l'influence si réelle et si naturelle des parents, en dehors de l'harmonie admirable dont nous ne sommes, en définitive, que les rouages ou les atomes.

Dire que la femme ne puisse être engendrée que par un œuf *imparfait*, sorti de son sein, tandis que ses entrailles apporteraient à la création d'un œuf mâle toute la *perfection* qui lui serait nécessaire !

Un œuf imparfait, pour la femme ! Et qu'y a-t-il

donc d'imparfait dans la nature? inférieur!... Il n'y a rien d'inférieur dans la nature, hormis les erreurs humaines.

Prouvez donc comment l'œuf mûrit et se perfectionne en dehors de l'ovaire ; tandis que c'est alors, au contraire, qu'il a à redouter les plus fortes et les plus multiples avaries? Prouvez donc en quoi l'œuf femelle est moins parfait que l'œuf mâle; même chez les gallinacés?

Une simple affirmation ne saurait tenir lieu de preuves ; et personne, que nous sachions, ne nous a encore apporté, jusqu'ici, la véritable cause de la *sélection naturelle* des sexes, ni la véritable raison de la prédomination de l'un des deux.

Aujourd'hui, on est plus exigeant. On veut avoir la réponse au dernier pourquoi? Et il ne suffit pas, pour avoir raison, de pouvoir dire quelquefois :

Post hoc, ergo propter hoc.

**

La cause précède l'effet, sans doute, mais il faut savoir la discerner.

Et il y a quelque chose au-dessus de nous.

CHAPITRE ONZIÈME

NÉCESSITÉ DE LA RÉGLEMENTATION DE L'UNION CONJUGALE.

79.

La fonction utérine tient, dans la vie de la femme, une place très-considérable. Et tout ce qui aboutit, ou peut aboutir à la fonction sexuelle, occupe un rang élevé parmi les causes de sa santé.

80.

Mais la femme ne fait plus assez d'enfants, et c'est un mal. Sa matrice ne travaille pas assez, ses mamelles non plus, c'est un mal. L'inertie, l'immobilité ne conviennent qu'à la maladie.

81.

Les organes sont faits pour servir. Servir modérément, si vous voulez, mais ils répugnent au repos absolu. Le repos forcé leur est contraire : La santé, la vie s'affectent autant de leur immobilité que de l'excès opposé ; leur durée s'en ressent.

Voilà pourquoi l'hygième et la réglementation de l'union conjugale sont, pour la femme surtout, d'une importance capitale.

Il n'y a pas, pour elle, de santé en dehors de ces conditions.

*
* *

« La règle générale, déduite de l'observation de « tous les peuples nous enseigne, dit Richerand, « que la reproduction de l'espèce est, pour la femme, « l'objet le plus important de la vie. Que c'est pres- « que la seule destination à laquelle la nature semble « l'avoir appelée, et le seul devoir qu'elle ait à rem- « plir à l'égard des sociétés humaines. Que tout ce

« qui éloigne la femme de cette destination primi-
« tive est à son désavantage, parce que dans son
« organisation physique, tout y est évidemment
« relatif. »

Nous ajouterons comme hors d'œuvre, que tout
le travail et tout le bonheur dont elle fait cadeau à
l'homme, en dehors de ses fonctions et de ses apports
en mariage, sont en supplément de son devoir.

82.

Mais la fertilité de la femme se développe en
raison de ses besoins de remplacement. Et lorsque
sa vitalité s'abaisse, c'est alors que s'exalte sa fécondité.

Cela n'est pas un cercle vicieux, loin de là. C'est
tout simplement l'effet de la réaction. C'est le balancement des puissances, c'est l'équilibre.

Il y a plus de femmes qu'il n'en faut, parce
qu'elles sont trop faibles.

Et les femmes naturellement stériles sont généralement fortes.

Vous avez vu que le service physiologique et l'utilité numérique du sexe féminin n'avaient rapport qu'au moule, au type, à l'enfantement; qu'en conséquence, elle n'était que relative. Tandis qu'au contraire, à tous les autres points de vue, soit au point de vue humain, terrestre, à celui de la déperdition de la semence, à celui de la force, de la guerre, de la main-d'œuvre, de l'exploitation de la planète, à celui de l'équilibre et de l'harmonie, en un mot, c'était le sexe mâle qui devait prédominer [1].

Partout c'est le mâle qui domine en effet. A lui le génie, à lui la force, à lui le nombre; et la nature le guide, et lui indique, malgré ses erreurs, la voie qu'il doit suivre. Elle nous enseigne, par nos abus mêmes, par nos fautes, par l'altération de la santé de la femme, surtout, pourquoi celle-ci enfante trop de sujets de son sexe.

Elle nous montre que la proportion féminine diminuerait sensiblement, si la femme était plus forte, plus robuste, mieux constituée, mieux portante

1. Pourquoi l'histoire ne nous a-t-elle pas transmis le nom des sœurs de Caïn et d'Abel?

surtout ; et que c'est dans ces conditions que l'équilibre doit se retrouver.

Et la vérité est que l'équilibre *vrai* ne se rétablira qu'à ce prix.

*\
* *

Cette nécessité est assez impérieuse, ses résultats sont assez importants, pour qu'on y doive consacrer tous ses moyens, tous ses efforts. La femme le mérite assez. Et, cependant... nous sommes bien loin d'agir comme il faut avec elle.... Et l'acte le plus important de notre vie est livré à l'arbitraire, à l'abandon, au hasard, à la répétition la plus insensée, aux écarts les plus funestes.

83.

Aussi, au lieu de devoir à la vigueur de la femme l'équilibre de la pondération des sexes, ne devons-nous la prédomination numérique du sexe masculin, qu'à la faiblesse relative, et à l'inconduite de ses auteurs.

84.

Car, de la bonne ou de la mauvaise gestion maritale, dépendent la bonne ou la mauvaise santé de la femme ; et, par conséquent, la prédomination plus ou moins normale des sexes [1].

*
* *

Sait-on ce qui arrive, lorsque dans une grande agglomération on exagère hors de propos le nombre des mâles reproducteurs ?

Oui. Nous l'avons dit déjà : La nature répond par une exagération opposée dans le nombre des naissances femelles.

[1]. Il faut convenir, cependant, que depuis un quart de siècle environ, nos filles se portent mieux que ne se portaient leurs mères.

A quoi faut-il attribuer ce résultat ?

A la préservation hygiénique de la grossesse, à l'avancement de la science, à la manière de s'habiller, etc., etc.

Jadis, le foie déprimé par les corps (les corsets) en fer, était pour ainsi dire partagé en deux par le milieu de sa hauteur.

Plus tard, la taille fut moins serrée, quoique trop descendue encore. Aujourd'hui, on la remonte jusqu'à la hauteur de la ceinture de Vénus, où elle semble vouloir se maintenir, sans être trop serrée, par un retour sensible à l'état normal.

Que messieurs les physiologistes veuillent nous expliquer pourquoi et comment ce phénomène se produit.

Quant à nous, nous ne trouvons qu'une réponse : c'est qu'il faut que la péréquation se rétablisse. Nous ne voyons pas qu'on puisse sortir de là.

*
* *

En attendant que ces paroles soient entendues des chefs des nations, méditées des Guides de l'espèce humaine :

85.

Ne perdons pas de vue que c'est à la santé de la femme que nous devons travailler sans relâche. Que la santé de la femme sera la condition indispensable de notre succès, et du retour à l'état numérique normal des sexes.

Et comme ce résultat est d'une très-grande utilité, d'une très-grande moralité, d'une très-haute portée, il en résulte que les efforts et les actes tentés dans ce but sont absolument dignes de la plus sérieuse attention.

86.

Et puisque c'est au moment même de la perpétration de l'acte générateur que le sexe de l'embryon est fixé, il est facile d'en conclure que, pour être prêts à ce moment décisif, il faille s'y préparer par l'hygiène et d'avance.

On a donc compris que la nature ne veut que l'harmonie universelle ; que c'est le besoin d'équilibre de ses forces qui la sollicite ; que c'est le besoin de remplacement de ses sujets qu'elle consulte ; et que, dans sa sollicitude, elle veille à remplacer l'être le plus faible, celui qui risque de lui échapper, celui qui contient en germe ou renferme en nature la cause de sa fin la plus prochaine, relativement à l'être avec lequel il s'unit, *quel que soit son sexe.*

87.

Que c'est dans le cas d'équilibre parfait des conjoints ou de leurs ascendants directs que l'obtention d'un sexe désiré peut être le plus aisément influencée et obtenue.

88.

Et que, dans le cas de prédominance marquée de l'un des époux, il serait presque inutile de lutter contre elle, en vue de l'obtention du sexe de son auteur. Sinon, répréhensible de le tenter par des entreprises téméraires.

Ce serait un attentat à la santé.

Dans le choix des sexes, il est des limites que ne doivent franchir ni la volonté ni la science.

CHAPITRE DOUZIÈME

LA RÉACTION

Par les explications qui précèdent, et que nous soumettons à l'appréciation d'hommes compétents, en attendant le jugement de tous, nous avons déterminé les conditions de la conception et des sexes, et nous avons exposé comment se traduisent, en réalité, leur prédomination et leur équilibre, malgré les influences perturbatrices.

*
* *

La matière que nous avons traitée a dû paraître d'une simplicité singulière, quoique grave. Car on ne peut s'empêcher de reconnaître à la loi que nous avons formulée une importance hors ligne, puisque de la vérité ou de l'erreur de son essence, et de la conduite en cette œuvre, dépendent la prospérité ou la décadence de l'humanité tout entière.

La décadence, aujourd'hui, réelle, évidente, palpable, effrayante.

*
* *

Cependant, si nous jetons un coup d'œil rétrospectif, nous ne pouvons taire notre étonnement en pensant que tant de siècles, que tant de savants et d'études sérieuses aient successivement essayé ou épuisé leurs efforts à la simple découverte de la vérité sans l'atteindre.

Nous ne pouvons surtout nous empêcher d'être surpris qu'on ait agi avec autant de sagacité que de discernement en zootechnie, tandis que la déraison et l'indiscipline se sont concentrées dans les choses humaines.

* *

A quelle cause faut-il les rapporter?

N'est-ce pas à l'orgueil, à l'aveuglement de nos passions? N'est-ce pas à l'égoïsme que nous devons attribuer nos erreurs passées, nos erreurs présentes, erreurs d'une gravité extrême, puisqu'elles nous ont conduits à la situation actuelle dont nous subissons chaque jour les amères conséquences.

Et maintenant, sans éprouver le désir de poser ici des conclusions que l'on peut prévoir, et qui ressortent si claires à chaque page de cet opuscule [1], nous essayerons de nous résumer en quelques mots.

Pour cela, nous avons besoin de revenir encore aux définitions, car il ne faut jamais s'écarter des principes, et il est nécessaire de reprendre ici les choses de haut.

* *

Qu'est-ce que la Réaction?

Qu'est-ce que la conception? Quel est son but?

1. Mais qui, en dehors de l'Académie de médecine ou du corps médical, ont pourtant besoin d'être libellées.

Qu'est ce-que le sexe?

Comment agit la nature dans ses créations?

89.

La réaction, c'est la crise par laquelle la nature fait effort pour se rattacher à la vie, ou produire des êtres nouveaux.

C'est un emprunt fait à l'ensemble dans un but final déterminé.

90.

La conception, c'est la transmission de la vie.

Nous l'avons définie ailleurs :

Le résultat de l'opération vitale que la copulation a provoqué chez la femme, et d'où il est résulté que dans son sein, l'œuf humain a pris sexe et vie, qu'il s'y est individualisé.

91.

Son but a été défini : La reproduction des types, en vue du maintien de l'équilibre de la succession des êtres vivants.

92.

Au point de vue général le sexe peut donc être considéré :

1º Comme l'organe qui préside à la reproduction du sujet.

2º Comme l'instrument de la réaction de la vie contre la mort, par suite de sa transmission à l'embryon.

93.

C'est par le sexe que la vie se continue, se perpétue, se perpètre.

٭
٭ ٭

Au point de vue moral, c'est le sexe qui fait l'être, l'individualité. C'est par le sexe et le libre arbitre bien ou mal régis que l'adulte marche bien ou mal en ce monde.

Enlevez au sujet le sexe, et vous effacez à la fois de la vie le mariage, le but et la couleur. Vous altérez le sentiment, le cœur, l'amour, la poésie.

Vous affaiblissez le libre arbitre ; partant, vous diminuez le mérite. Vous affectez l'âme et la religion ; car la grande force de la religion se trouve dans le mérite et l'amour bien placés.

Vous supprimez la passion, vous anéantissez le contre-poids et l'équilibre.

Que restera-t-il donc, alors? Il restera matière, fibre et charpente. Mais, ni l'une ni l'autre ne sont faites pour marcher isolées; car le concert de toutes les parties constituantes du sujet sont nécessaires à la réaction et à l'harmonie qui en est la conséquence.

94.

Le sexe est donc indispensable au sujet qui pense. Le sexe est, par son but et son résultat, l'organe et l'intermédiaire de la plus belle, de la plus noble, de la plus magnifique des réactions de la nature.

95.

La nature opère, en effet, la sélection du sexe, par sa réaction contre la faiblesse relative de celui des époux qui la transmet.

96.

En tout, partout et toujours, la nature opère par réaction, afin de conserver l'équilibre. C'est la seule ressource qui lui reste. Mais elle est suffisante, car la lutte ne peut s'engager dans l'organisme qu'avec la certitude du succès.

97.

La réaction nous précède, nous suit, nous accompagne en tout temps, en tous lieux. Nous ne vivons que par elle, car le mécanisme de la vie n'est qu'une longue suite de réactions.

98.

Et nous sommes bien proches de la mort lorsque nous ne sommes plus capables de réagir.

99.

La réaction nous sert dans toutes les circonstances.

* *

La médecine est la science qui nous enseigne à l'utiliser, à la diriger, à en tirer parti. On ne l'ignore pas.

La médecine révulsive, contro-stimulante, perturbatrice, n'a en vue que la réaction vitale, c'est-à-dire le réveil de la vitalité prise dans son ensemble. Elle sollicite la révolte de l'organisme, la révolution du principe vital à faire effort contre les influences délétères.

8.

Elle fait appel à la masse, tant que celle-ci n'est pas trop compromise.

100.

La puissance de la réaction se révèle partout dans la nature, et jusque dans les corps inanimés.

*
* *

Ainsi, en chimie, la création d'un produit quelconque s'opère par la réaction.

En physique, la réaction se révèle dans l'électricité, la lumière, la chaleur, la dilatation, le mouvement, etc.

En physiologie, le sommeil est une réaction contre la fatigue ou l'état de veille, la sueur contre le refroidissement.

Dans les affections de l'âme, la réaction s'opère en notre cœur, en notre cerveau, dans nos sentiments, dans nos passions. Alors, ce sont les larmes qui se produisent, c'est le cri arraché par la joie, par la frayeur, par la douleur.

Le vagissement du nouveau-né, que sa mère

écoute, est produit par la réaction contre les premiers effets des influences extérieures.

C'est l'effet du brusque changement des milieux.

101.

C'est par la réaction que la conception guérit le trouble accidentel ou provoqué en vue de la grossesse.

C'est la pondération, c'est l'équilibre qui veulent se rétablir.

102.

Aussi la portion riche de la société n'est-elle pas la plus féconde, la plus prolifique, à beaucoup près. Son organisme ne lui demande rien, car il est trop satisfait.

Un boyau vide lui viendrait certainement en aide ; ce serait un appel à la réaction, un appel à la masse, et cette masse-là peut bien fournir, car elle a de quoi répondre.

*⁎
⁎ ⁎*

En thérapeutique, c'est par la réaction que s'opèrent la détente et le retour à la santé, à l'équilibre des forces vitales.

En pathologie, l'inflammation et les produits morbides sont le résultat de la réaction et du travail de la nature qui veut guérir.

En métaphysique, en éloquence, en politique et partout, enfin, nous constatons les effets de la réaction. Parfois même nous les recherchons, nous les provoquons.

C'est par la réaction que souvent triomphe la vérité contre l'erreur ; c'est par elle que se dresse l'opposition au pouvoir ; par elle que s'opèrent les grands mouvements oratoires, et quelquefois le triomphe des orateurs.

*
* *

Si le xixe siècle est le siècle des maladies utérines, le xxe sera le siècle de la réaction... Son prédécesseur nous aura conduits sur la voie.

Une belle découverte ! direz-vous ?...

Oui, une application neuve, belle et toute récente. Et sur ce terrain, Dieu nous aura préservé de l'erreur, sinon de l'orgueil.

*
* *

Voulez-vous savoir le secret du *crescendo* de l'activité humaine, et pourquoi l'homme du xixe siècle agit, invente dix fois plus que celui des siècles précédents ? C'est que, sous ses pieds, s'affermit la certitude, c'est que la vigueur de son action s'accroît en raison de la solidité de son terrain.

Aujourd'hui, toute science nouvelle se bâtit vite, parce qu'elle s'aide de milliards de faits observés et calculés dans les sciences collatérales, et que bientôt elle a fait de son terrain un roc solide.

« Frappez du pied fortement, ne craignez pas, c'est ici le roc inébranlable du vrai ! »

Et, de l'étincelle que vous aurez fait jaillir, vous verrez bientôt surgir des légions de travailleurs et de soldats[1] !

*
* *

Mais, n'anticipons pas. Quittons ce terrain brû-

1. La méthode de la réglementation de l'union conjugale favorise essentiellement la production du sexe masculin.

lant pour répondre à cette question à l'ordre du jour :

Qu'arriverait-il, si, tout d'un coup, par un revirement subit, par une de ces chances heureuses et imprévues, les hommes, oubliant leurs traditions insensées et perdant la mémoire de leurs abus, revenaient à la raison, à la saine pratique dans les rapports sexuels ?

La réponse n'est pas douteuse.

La santé de la femme serait immédiatement améliorée.

Comme conséquence, les naissances mâles augmenteraient dans une notable proportion. Avec de meilleurs éléments, la race humaine se constituerait sur de meilleures bases ; l'équilibre se rétablirait par la numération, par la force, par la santé générale ; et nous marcherions progressivement et rapidement ainsi à la restauration des charpentes humaines, à la régénération de l'espèce, à la reconstitution des tempéraments, à l'harmonie, à la prospérité.

A cette source, chacun peut puiser, et largement.

Tel est le but de cette conférence, et cette vérité

sortira claire de la lecture des deux premières parties de ce travail.

Dans la pratique, nous y convions tous les efforts, et si nous posons aujourd'hui la question de cette chance imprévue, c'est qu'elle ne nous paraît pas impossible.

*
* *

Mais, direz-vous, peut-être que, d'ores et déjà tels que nous sommes, nous sommes en équilibre, en harmonie, en prospérité ?

N'affirme-t-on pas que tout est pour le mieux dans le meilleur des mondes?

En effet, tout est relatif.

Oui, nous sommes d'ores et déjà en équilibre. Car, en dehors de l'équilibre, il n'y a plus que chaos et anéantissement. Tels que nous sommes, nous vivons donc, mais nous vivons mal. *Est pejor modus vivendi*, c'est un pis aller. C'est l'équilibre dans la souffrance, ce n'est pas l'état normal.

Faut-il s'en contenter ?

C'est l'équilibre, il est vrai, mais c'est un équilibre de tiraillement, par le fait de la lutte du mal contre le bien, ce n'est pas l'harmonie.

C'est l'équilibre par la maladie contre la santé, contre la force, contre la vie, contre la raison, contre la nature.

C'est l'unification des marasmes physique et moral, ce n'est pas là l'état normal.

C'est l'envahissement, c'est la prospérité des vices, c'est la résistance des vices, c'est le règne du mal, en tout et pour tout ; c'est la décadence, c'est l'humiliation, c'est la chute !

Faut-il s'en contenter ?

Eh bien, non! Car ce n'est pas là l'état normal, ce n'est pas là l'harmonie, ce n'est pas là notre affaire.

Et nos aspirations, et nos travaux, et nos efforts communs nous découvriront, s'il plaît à Dieu, dans un avenir prochain, des horizons plus prospères.

CHAPITRE TREIZIÈME

CONSÉCRATION PRATIQUE DE LA TROISIÈME PARTIE DE LA MÉTHODE DE LA RÉGLEMENTATION DE L'UNION CONJUGALE.

Nous allons arriver enfin à la mise en pratique de cette partie de la méthode de la Réglementation de l'union conjugale. Nous dirons, dans ce grand intérêt, tout ce qui doit et peut être dit relativement à cette belle application.

Le principe est d'une simplicité saisissante ; l'application exige une grande prudence.

La première question qui se présente est celle·ci : Quel est le but du mariage ?

Question étrange, en apparence, mais fort simple et à laquelle, pourtant, on ne trouve pas toujours sur-le-champ la réponse [1].

Mais pour le médecin, pour les personnes que leur position oblige à faire abstraction du côté moral du mariage, pour ne considérer de ce grand acte que la fin, c'est-à-dire la consécration pratique, matérielle, physiologique et religieuse ; pour nous, le but du mariage, c'est la transmission de l'étincelle vitale.

Pratiquement, nous avons divisé les époux en deux catégories.

La première comprend les indifférents, ou imprudents, classe ingrate, qui a posé une sourdine à

[1]. « Une dame très-austère, à qui l'on posait cette question, Mme de Gasparin, n'a pas craint, nous dit un auteur célèbre, en touchant à ce sujet si délicat, de poser en principe la proposition suivante :

Le but du mariage, c'est le mariage. L'enfant n'est que le second but, l'amour conjugal impose, selon elle, plus de renoncement et de vertu que l'amour maternel ; et l'enfant touche de trop près à la mère pour ne pas se confondre en elle.

Elle a énoncé cela simplement, naïvement, courageusement. Elle se sentait assez voilée de vertu pour ne pas imiter en cela la matrone de Perse. »

Nous respecterons cette opinion, non moins que son auteur.

son intelligence, et avec laquelle nous désirons en finir tout d'un coup.

Nous nous bornerons à lui dire que la liberté la plus absolue n'a jamais fait contestation pour personne, aux points de vue légal et physiologique. Que le point de vue moral ou religieux oppose seul un frein aux déviations.

A ce sujet, nous avons écrit 400 pages, destinées à définir la liberté de l'homme et ses limites, à lui faire toucher du doigt le péril, et à rectifier les rapports conjugaux [1]. Nous n'y reviendrons pas.

La deuxième catégorie d'époux renferme tous ceux qui attachent, et avec raison, selon nous, une importance souvent fort grande au choix des sexes, et principalement dans le grand courant de la vie, alors qu'on tiendrait à revenir sur les erreurs passées et à réparer, si c'est possible.

C'est pour ceux-là que nous écrivons.

1. Dr Gourrier, *L'avenir du mariage, ou l'usage et l'abus dans l'union des sexes.* Paris. 1872.

Ici, nous avons des distinctions et des classes à établir ; mais elles sont faciles, et les époux viennent d'eux-même s'y ranger.

Ce sont :

Le mari fort [1] et la femme faible, voulant une fille (prop. n° 82).

Le mari faible et la femme forte voulant un garçon (prop. n°s 49 et suivants).

Constitutions égales (prop. n° 87).

Dans ces cas, que convient-il de faire?

Dans les deux premiers cas, laisser agir la nature. Et la nature, qui ne se trompe jamais, comblera le vœu des époux.

Dans le troisième cas, qui est encore assez simple, il faut légèrement affaiblir et fortifier. Il faut affaiblir celui des époux dont on désire le sexe, il faut diminuer sa vitalité et relever l'autre. Résultat certain et sans effort.

---

1. Les mots : *force* ou *faiblesse* doivent être pris au figuré. Ils sont destinés à indiquer seulement le plus ou le moins de vitalité relative des conjoints. Cette note est prise afin de rendre à ces mots leur véritable portée, dont le sens usuel ne représenterait pas exactement la pensée de l'auteur. (Voir leur définition, chapitre 7°, prop. n° 5o.)

Si, surtout, il se trouve, dans les ascendants directs des époux, des symptômes de faiblesse notable,
du côté du sexe désiré, celui-ci se produira de lui-
même, tout naturellement, et sans rien faire. Ce
sera le *choc en retour* (chap. IIIe, prop. nos 14 et 15,
page 41).

Si, au contraire, la même somme de vitalité existait chez tous, on obtiendrait le résultat voulu, en
affaiblissant légèrement la vitalité de celui des époux
dont on veut obtenir le sexe.

La nature se cabre, alors ; elle réagit. Tel est le
principe.

* *

Quant à l'application pratique, elle est délicate,
épineuse. La direction doit en être confiée à une main
fort habile et très-exercée en ces matières. Ce qui
signifie qu'on doit s'armer des conseils d'un praticien
aussi instruit que sage, et qu'il serait imprudent de
se lancer soi-même, et sans guide, dans un traitement quelconque.

.*.

Pour le pronostic, sans traitement, il est excessivement difficile (voir les prop. de 57 à 60).

La nature ne se trompe jamais, mais ses interprètes se trompent souvent ; et il est bien plus facile d'expliquer un fait accompli, que de le produire ou même de le prédire.

Il est bien entendu que, si l'on se traite, les rapports maritaux doivent être supprimés, ou du moins suspendus, sauf exception décrite plus bas, pendant tout le temps du traitement, sous peine de manquer le but.

Il y a donc un interrègne, ou il peut y en avoir un.

Il est des pesonnes qui ne peuvent pas supporter l'interrègne sans faire une foule de... fautes. Cependant, lorsqu'il est de peu de durée, l'abstention pure et simple des rapports maritaux semble seule être de mise.

C'est le cas le plus ordinaire.

Nous reviendrons plus tard sur ce sujet. N'allons pas plus loin présentement, et traçons à grands traits le régime : fortifier ou affaiblir *momentanément* la vitalité.

Nous allons le faire autant qu'il soit possible de le faire dans un livre.

*
* *

Lorsqu'il ne s'agit que de donner un coup de fouet à l'économie, et non de lui imprimer des modifica-cations notables et durables, on peut employer les moyens suivants, qu'on trouve consignés dans les auteurs, dans le but d'obtenir un résultat inverse au nôtre, inverse à celui de la nature.

Régime alimentaire fortifiant.

Pendant les deux ou trois septenaires qui précè-dent les rapports *utiles*, la nourriture sera choisie parmi les aliments substantiels et azotés tels que :

Potages gras, bon vin, biftecks, côtelettes et gigot de mouton, de chevreuil, gibier, le tout en variant les mets. Peu de fruits, en été. Les œufs et le pois-son peuvent être employés avec avantage.

Les légumes ne doivent pas être exclus de ce régime, seulement, il faut veiller à leur accommodement.

Dans tous les cas il ne faudrait pas, en suivant ce régime trop exclusivement, dépasser le but, c'est-à-dire se tonifier à l'excès. Car, on arriverait, par ce moyen, à l'irritation des voies digestives, aux congestions ; le but serait manqué, on obtiendrait un résultat inverse à celui que l'on désire.

Régime alimentaire débilitant.

C'est le plus essentiel. C'est celui qui est le plus souvent mis en usage, parce que c'est ici le sexe le plus faible qui régit et fait la loi (c'est la loi du plus faible).

Potages maigres et maigre chère. Viandes blanches, veau, poulet, agneau. Aliments féculents et mucilagineux. Soient :

Toutes les pâtes, tous les légumes ; boissons aqueuses, rafraîchissantes, telles que la bière, l'eau rougie pendant le repas, et assez de fruits en été. (Régime diététique.)

Si l'on veut atteindre à un degré de débilité plus grand encore, il faut ajouter à ces moyens la diète modérée, le travail, l'eau à peine rougie prise en notable quantité, pendant le repas, les bains chauds et les lavements.

Puis, enfin, si cela ne suffit pas, les boissons délayantes, les lavements émollients et l'exercice du corps poussé jusqu'à la fatigue.

Peu de tempéraments résistent à ce régime, lorsqu'il est suivi pendant un certain temps ; et il peut l'être, sans aucun danger.

Il ne faut pas perdre de vue que l'affaiblissement ne doit être provoqué que passagèrement.

*
* *

Mais le régime alimentaire n'est pas, on le comprend, la seule condition de la modification de la santé. Le répertoire hygiénique nous en fournit beaucoup d'autres, plus énergiques, plus certains.

Il est un état, surtout, qu'il est utile de signaler en finissant et sur lequel il est fort utile d'insister : c'est la convalescence des maladies aiguës. Alors que les sens et les organes génitaux, se relevant de leur somnolence, commencent à secouer leur inertie, et à sortir de leur inaptitude ; que le corps fatigué, que l'économie déprimée, affaiblie, se trouve dans les meilleures conditions de génération et de *sexualité tout à la fois* (prop. 68).

**

Celui qui désire tel ou tel sexe, désire d'abord un enfant. Le sexe n'est donc, pour lui, que le second but.

Nous allons parler du premier.

**

Nous avons dit partout que, pour concevoir, en dehors des conditions ordinaires, il fallait, soit un sujet faible, soit un affaiblissement passager, naturel ou provoqué.

Mais, lorsque la grossesse est obtenue, il faut veiller à ce qu'elle aboutisse. Les moyens à employer pour cela rentrent dans la médecine générale.

Mais ce qu'il est nécessaire d'ajouter ici, c'est que si une femme très-vigoureuse a pu, dans un petit moment d'affaiblissement passager, et dans ses rapports avec un mari faible, tromper momentanément la nature et concevoir malgré tout, sa conception a, contre elle, de grandes chances aléatoires.

Si cette femme, de l'état de vigueur, passe à l'état de pléthore dans les premiers temps de sa grossesse, elle avortera très-facilement, malgré toutes les précautions ou tous les ménagements qu'elle prendra. A moins que la nature ne pare à cet accident par des évacuations sanguines régulières, ou que la personne ne soit soumise à un traitement hygiénique fort habilement combiné (prop. 52).

Il est un vieux proverbe qui dit qu'il *vaut mieux prévenir que réparer.*

C'est ici le cas, ou jamais.

C'est encore au régime débilitant qu'il faudra avoir recours, mais nous ne saurions trop répéter ici qu'il faut s'aider des conseils d'un praticien éclairé [1].

---

1. Il ne serait peut-être pas inutile, dans ce cas, de s'assurer que les conseils émanent d'une personne dont les opinions sont identiques à celles de l'auteur.

Nous avons établi dans nos fascicules précédents, douze influences principales qui ont, sur la conception, la non-conception et le sexe, une action certaine et souvent décisive. Autour d'elles viennent s'en grouper une foule d'accessoires ; car il est facile de comprendre qu'ici le nombre douze n'a rien de rigoureux. Elles ont été examinées et développées dans la première et la deuxième parties de ce travail auxquelles nous renvoyons le lecteur [1].

En voici néanmoins le tableau synoptique.

    1° Influence de la santé des époux ou de l'un d'eux.

    2°   —   des maladies des deux sexes ou de l'un des deux.

    3°   —   de la convalescence des maladies aiguës.

---

1. Gourrier, *Réglementation de l'union conjugale*, première et deuxième partie, 1872. Fraissé-Cabardés. (Aude.)

4° Influence de la fatigue extrême. — Des excitations quelconques.

5°   —   de l'ébranlement moral ou physique.

6°   —   de l'âge des sujets.

7°   —   de la fréquence de l'acte générateur.

8°   —   de l'émaciation de l'homme.

9°   —   de la modération dans les services générateurs.

10°   —   de la lactation.

11°   —   de la menstruation ou de la période intermensuelle.

12°   —   relative à la reprise des rapports maritaux.

13°   —   du calme et du secret dans les rapports sexuels.

*
* *

Ces influences doivent être envisagées à un point de vue différent selon le but qu'on se propose d'atteindre, c'est-à-dire la favorisation de la conception, la préservation hygiénique de la grossesse, ou la fixation d'un sexe désiré. Et c'est pour l'avantage de nos lecteurs, et afin d'éviter les erreurs de pratique que nous nous sommes décidé à scinder ou diviser notre œuvre.

C'est un sacrifice que nous avons cru devoir faire pour la plus grande facilité de tous ; de tous ceux, surtout, qui ne sont pas médecins.

*
* *

Revenons à présent à ce que nous avons appelé l'*interrègne*. C'est la suspension temporaire des rapports maritaux.

Peu s'y décident. Nous ne voulons pas, contre la majorité, nous poser en juge. Mais nous voulons aborder la position telle qu'elle est, et non telle qu'elle devrait être. (Car les majorités n'ont pas toujours raison.)

L'abstention pure et simple est de mise toutes les fois que le sujet a besoin de repos, a besoin de se fortifier, de se remettre, ou qu'il désire obtenir un sexe autre que le sien, pour prix de son sacrifice (prop. 83).

Dans le cas contraire, si l'homme, je suppose, vise à obtenir son propre sexe, il ne doit pas perdre de vue que c'est surtout par la santé et la vigueur de sa femme qu'il doit procéder (prop. 83). Qu'en conséquence l'exercice sexuel n'est nullement, *pour lui*, contre-indiqué, et qu'il peut le pousser même jusqu'à la fatigue et à la diminution de sa vitalité.

Il est clair que, dans ce cas, l'épouse doit être soumise à la préservation hygiénique de la grossesse pendant le temps du traitement, à titre de réconfortant.

FIN.

TABLE DES MATIÈRES

FIN DE LA TABLE DES MATIÈRES.

Coulommiers. — Typ. A. MOUSSIN